专家解读健康丛书

阴囊及其内容物疾病咨询

主编　屠民琦　施国伟

上海交通大學出版社

内容提要

本书分别从解剖生理、诊断方法、阴囊疾病、睾丸疾病、附睾疾病、精索疾病、男性不育症、人工授精及男性节育等详细地介绍各类疾病，结合作者的临床经验，给广大读者提供很好的建议。本书内容丰富，深入浅出，是一本有关男性疾病的科普读物，希望帮助读者对于阴囊及其内容物疾病有一定的认识。

图书在版编目(CIP)数据

阴囊及其内容物疾病咨询/屠民琦、施国伟主编. —上海：上海交通大学出版社，2016

（专家解读健康丛书）

ISBN 978-7-313-15810-9

Ⅰ. ①阴… Ⅱ. ①屠、施… Ⅲ. ①阴囊及其内容物疾病咨询Ⅳ. ①R697

中国版本图书馆 CIP 数据核字(2016)第 221499 号

阴囊及其内容物疾病咨询

主　　编：屠民琦、施国伟

出版发行：上海交通大学出版社　　地　　址：上海市番禺路 951 号

邮政编码：200030　　电　　话：021-64071208

出 版 人：韩建民

印　　制：上海贝叶图书有限公司印刷　　经　　销：全国新华书店

开　　本：880mm×1230mm　1/32　　印　　张：5.5

字　　数：107 千字

版　　次：2016 年 11 月第 1 版　　印　　次：2016 年 11 月第 1 次印刷

书　　号：ISBN 978-7-313-15810-9/R

定　　价：18.00 元

编 委 会

序

阴囊及其内容物是男性生殖器官的重要组成部分。阴囊及其内容物的疾病是泌尿外科常见的病症。尽管阴囊及其内容物位于体表，触手可及，但受传统观念的束缚，人们往往将这个部位视为禁区，更由于所处的解剖位置敏感，涉及患者的隐私，不少患者患病后常常羞于到医院就诊，使本该得到及时诊治的病情，因耽搁而延误了最佳的治疗时机，比如睾丸扭转，其病情发展迅速，不少患者就是因为对该疾病不了解，等到病情加重时才想到就医，结果因睾丸坏死而必须切除睾丸。有些只需注意清洁卫生和简单用药就可以解决问题的却被“大动干戈”，如阴囊炎。因此，普及有关阴囊及其内容物疾病的知识就显得格外重要。

屠民琦副主任医师、施国伟主任医师分别是上海市医学重点专科的的业务骨干和学科带头人，在临床和科研工作中积累了丰富的经验，他们集合全科的力量编写本书，全面详尽地介绍了阴茎阴囊各种疾病的发病规律、临床表现、诊断方法和治疗措施，内容涵盖了整个阴囊内先天畸形、各种感染疾病、良恶性肿瘤、外伤与急诊以及男科疾病。其中既有编者各自丰富的临床经验，也介绍了国内外的最新进展和专业发展趋势。相信本书的出版会给患者带来福音，对基层医务工作者也会有所帮助。

复旦大学附属上海市第五人民医院泌尿外科

何家杨　主任医师、教授

原上海市医学会泌尿外科学会委员

原上海市中西医结合学会男科专业委员会副主任委员

上海市劳动模范、全国五一劳动奖章获得者

上海市科普作家协会会员

2015 年 12 月

前 言

阴囊及其内容物的疾病在泌尿外科领域中通常被认为是“小病”，易于被大家所忽视，但它也是临床的常见病、多发病，如果处理不当甚至误诊误治，常常给患者的日常生活带来不便和痛苦，如排尿困难、性功能障碍、生育功能障碍等。有的疾病还会造成严重的后遗症，如睾丸扭转、睾丸外伤等，严重者甚至丧失性功能、生育功能。如患恶性肿瘤还会危及患者生命。

随着我国社会经济的发展，人民生活水平的日益提高及医学知识的日益普及，人们对于阴囊及其内容物疾病的关注程度越来越高；此外，由于医学特别是泌尿外科及男科学的长足进步，阴囊及其内容物疾病的诊治方法有了极大的发展，我们深感将其相关知识进行汇总的必要，为此特意编写此书，供读者参考。

本书全面详尽地介绍了阴囊及其内容物各种疾病的发病规律、临床表现、诊断方法和治疗措施，内容涵盖了整个阴囊内先天畸形、各种感染性疾病、良恶性肿瘤、外伤与急诊及相关的男科疾病。其中既有编者各自丰富的临床经验，也介绍了国内外的最新进展和专业发展趋势。其内容丰富，深入浅出，希望本书能帮助读者对于阴囊及其内容物疾病有一定的认识。

目　录

阴囊及其内容物的解剖和生理

阴囊及其内容物疾病的诊断

阴囊丝虫病

阴囊坏疽

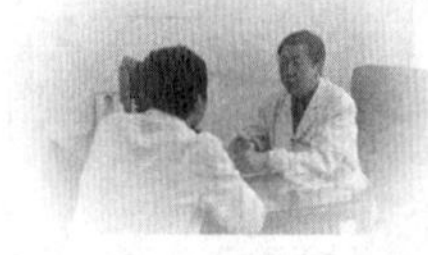

软下疳

生殖器疱疹

性病性淋巴肉芽肿

阴囊良性和恶性肿瘤

阴囊炎性癌(Paget 病)

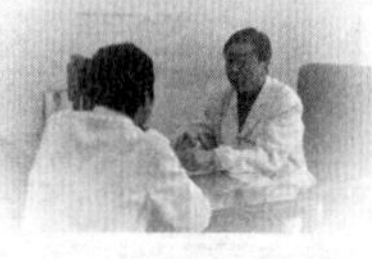

睾丸疾病

睾丸炎症

急性腮腺炎性睾丸炎

睾丸损伤

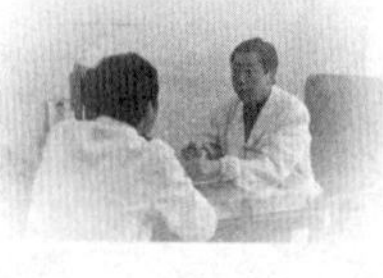

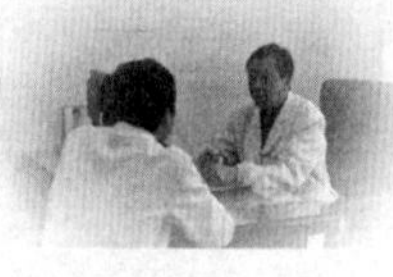

人工授精

男性节育

阴囊及其内容物的解剖和生理

阴囊是什么器官，它的功能是什么

阴囊为位于阴茎后下方的囊袋，由皮肤、肉膜、精索外筋膜、提睾肌、精索内筋膜、睾丸固有鞘膜组成。肉膜在相当于阴囊缝处向深部发出阴囊隔，将阴囊内腔分为左、右两部，容纳睾丸、附睾及精索下段。阴囊的血液供应来自于阴部内动脉的分支阴囊后动脉、阴部外动脉的分支阴囊前动脉和腹壁下动脉的精索外动脉，3 支动脉在阴囊壁内交通成网状。阴囊的血液回流也呈网状汇成静脉后与同名动脉伴行注入大隐静脉或阴部静脉丛。阴囊毛细淋巴管网状汇合回流入腹股沟淋巴结。支配阴囊的神经均为感觉神经，有髂腹股沟神经、生殖股神经的生殖支、会阴神经的阴囊后神经及股后皮神经的会阴支。

阴囊作为容纳睾丸和精索下段的皮肤纤维肌性囊袋，对睾丸、附睾、精索下段有支持和保护作用。阴囊的皮肤薄而柔软，色素沉着明显，有少量阴毛。皮肤内有皮脂腺、汗腺及大量弹性纤维，富有伸展性。皮肤深面的浅筋膜叫肉膜，主要由致密结缔组织、弹力纤维和散在平滑肌束组成，缺乏脂肪组织，与皮肤紧密愈着。其中的平滑肌能随温度变化而反射性地舒缩，以调节阴囊内的温度，使之适合精子的生长发育。

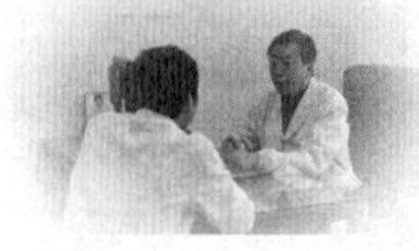

睾丸是什么器官，它的功能是什么

睾丸位于阴囊内，呈椭圆体。借助于精索悬垂于阴囊内，睾丸的后方有附睾及输精管。正常人的睾丸纵径约 4～5 cm、横径约 2.5～3.5 cm、前后径约 3 cm。重约 10.5～14 g。

睾丸内部可见放射状的结缔组织将睾丸分成 100～200 个椎体状的小叶。睾丸内有丰富的曲细精管网，其累计长度可达 260 m。曲细精管之间的结缔组织组成睾丸间质。

睾丸分为内外两侧面、前后两缘及上下两端。其中后缘较平直，与附睾和精索下部接触，血管、淋巴管及神经由此出入。上端后部被附睾头遮盖，下端游离。睾丸与附睾表面有睾丸固有鞘膜，分脏壁两层，两层之间形成鞘膜腔，腔内有少量浆液，适宜于睾丸在阴囊内活动。睾丸的主要生理功能是产生精子和分泌雄性激素，是男性最主要的生殖腺。

睾丸的血液供应主要来源于睾丸动脉(又称为精索内动脉)和输精管动脉。睾丸动脉主要营养睾丸和附睾。睾丸动脉沿途还分出输精管动脉和提睾肌动脉分支，补充睾丸和附睾的血供。睾丸的静脉回流则主要依靠蔓状静脉丛，它与睾丸动脉及输精管伴行。它在腹股沟区汇合成睾丸静脉(又称为精索内静脉)。由于解剖的关系，左侧的精索静脉容易迂曲扩张，形成精索静脉曲张，对精子的发育不利，甚至可以造成不育。

附睾是什么器官，它的功能是什么

相信男性朋友对附睾比较陌生，其实附睾有非常重要的作用。

附睾为长形结构，附于睾丸后缘。上端膨大而钝圆，为附睾头，中部为附睾体，下端为附睾尾。附睾尾向上弯曲移行于输精管。附睾头由睾丸输出小管弯曲盘绕而成。输出小管的末端汇入一条附睾管。附睾管形成多个弯曲，构成附睾体和尾。附睾管在附睾尾的末端急转向上，移行为输精管。所以，附睾可分为5部分：起始部、头部、体部、尾部及输精管移行部，这是因为它与附睾的大体结构、生理功能及精子成熟不同阶段的位置有关。例如，当精子穿过附睾头部时才能观察到精子运动；然而，精子受精能力的获得通常在精子穿过附睾体部时获得。

在组织学上，附睾由主细胞、基细胞、顶细胞、乳晕细胞、透明细胞和窄细胞组成，并且沿着附睾管，各种细胞的数量和大小发生变化。在附睾近端区，主细胞高大，导致附睾管腔狭小；然而，在附睾远端区，主细胞呈矮柱状，附睾管腔变得高大。细胞结构的这种巨大变化主要是由于每段附睾部分的功能不同所致。在附睾近端区，附睾吸收水分的能力很强，所以细胞呈现典型的吸水上皮特征。

附睾的液体微环境能够促进精子成熟。附睾液是低渗的，其成分大大不同于血浆。附睾液主要组成成分是有机可溶物。在附睾近端区，附睾液呈强酸性，pH为6.5，并且逐渐增加。在附睾远端区，pH约为6.8。每种有机可溶物和离子的确切作用尚未清楚。但已有研究发现，这些物质在精子获得运动能力、精子和附睾上皮细胞的渗透压力调节、代谢方面有作用。在附睾管道腔中还发现有蛋白质，这些蛋白质和精子有关，可能在精子成熟和(或)精—卵相互作用过程中发挥作用。所以说，附睾不仅为精子提供了适宜的环境，而且还分泌营养物质，促使精子成熟。

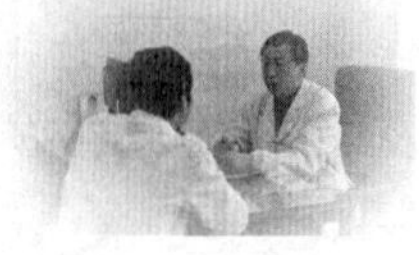

输精管是什么器官，它的功能是什么

输精管是一对细长的管道，左右各一条，每条全长约 40 cm。输精管一端与附睾管相通，另一端与精囊腺管汇合后形成射精管，开口于后尿道。输精管的管壁厚、管腔窄，它是肌性管道，管壁由黏膜、肌层及外膜 3 层组成。黏膜上皮为假复层柱状上皮，上皮表面有纤毛。肌层较厚(1.0～1.5 mm)，由内纵、中环和外纵 3 层平滑肌组成，于是输精管摸起来像火柴棍粗细，有一定硬度。内层较薄，外层较厚，中间为环行肌层，是 3 层中最厚者；外膜为一层富含血管和神经的疏松结缔组织，输精管能进行自主节律性收缩，其收缩频率从近端(附睾)至远端逐渐加强，认为是由去甲肾上腺素所调控。射精时节律性强收缩是交感神经同步大量释放去甲肾上腺素而引起的。

输精管也储存一部分成熟的精子。在交感神经释放的去甲肾上腺素作用下，附睾尾部和输精管、射精管平滑肌发生协调、节律性强收缩，将附睾尾部和输精管内的液体和精子驱入后尿道，输精管液经过射精管直接注入后尿道，不需先进入精囊，在交感神经支配下，精囊平滑肌发生 6～10 次蠕动性收缩，将其分泌物排入后尿道，精囊液内几乎不含精子，它的排出有冲刷尿道精子的作用。交感神经的兴奋也会使前列腺平滑肌收缩，促使前列腺液排出，膀胱括约肌也发生收缩，精液被排入后尿道，通过一系列的反射动作及会阴部肌肉的协调收缩将精液排出前尿道，完成整个射精。

精索是什么器官，它的功能是什么

精索是从腹股沟管深环(又称为腹环)经腹股沟管延至睾丸上

端的一对柔软的条索状结构。自皮下环以下，精索由 3 层被膜(精索外筋膜、提睾肌、精索内筋膜)包裹，其内主要有输精管精索部，腹股沟部、睾丸动脉，蔓状静脉丛，输精管动、静脉、神经丛、淋巴管，和鞘韧带及腹膜鞘突残余等。

精索是由睾丸动脉、静脉、淋巴管、神经、睾提肌、输精管及其被覆的筋膜等组成。精索为睾丸、附睾、输精管提供血液供应、淋巴回流和神经支配的柔软圆索。当精索遭受外伤或手术离断，睾丸即会萎缩丧失功能。起自睾丸上端经由腹股沟外环、腹股沟管，于腹股沟内环处，输精管转向盆腔，而动脉、静脉、淋巴管、神经等继续在腹膜后上行，于腰部水平与相应的组织相连接。正因睾丸与内脏的这种密切联系，当睾丸、附睾外伤或病变时，可牵涉至腰腹部引起疼痛；而肾、输尿管或后腹膜组织病变时，也可引起外阴或睾丸的反射性疼痛。

阴囊及其内容物疾病的诊断

疾病的诊断就是依据患者的主诉症状、体格检查获得的体征及化验和辅助检查的结果得出的正确判断。在阴囊及其内容物疾病的诊断过程中，病史的采集应客观、全面，切忌主观臆断。此类疾病多涉及患者隐私，很多患者在讲述病情时有害羞或刻意隐瞒等心理。医生在询问过程中应热情主动，要设法解除患者的顾虑，取得患者的信任。要善于引导，详细询问每一个细节。男性外生殖器处于体表位置，皮肤菲薄，容易进行触诊检查。很多阴囊和睾丸疾病仅凭体检即可确诊，因此一定要进行严格仔细的体格检查。在病史和体检的基础上，再有针对性地进行合理的实验室检查和特殊检查，以取得正确的诊断。不要盲目做不必要的检查以免加重患者的经济负担和造成不必要的损伤。

阴囊疾病有哪些症状及体征

阴囊疾病的症状主要有：

1. *疼痛*

疼痛是阴囊疾病最常见的症状之一。疼痛的类型有绞痛、钝痛、胀痛及坠痛。疼痛可以是由阴囊及其内容物本身的疾病引起，也可能是由其他部位疾病放射而来，比如肾绞痛就可能会放射至同侧的阴囊和睾丸，而前列腺炎也可引起睾丸及会阴部的胀痛。

(1) 急性附睾炎：表现患侧附睾尾部肿大伴疼痛。严重时整个睾丸附睾均明显肿大，睾丸附睾分界不清。疼痛可放射至同侧腹股沟或下腹部。形成脓肿时则疼痛更加剧烈并伴有发热。

(2) 睾丸扭转：多表现为剧烈运动后突发睾丸剧烈绞痛，可放射至腹股沟和下腹部。随着病情进展睾丸逐渐肿大。

(3) 睾丸损伤：多由直接暴力击打或挤压引起。轻者仅在受伤即刻表现睾丸剧烈绞痛或胀痛，然后逐渐缓解。严重者有睾丸破裂时出现睾丸肿大，阴囊血肿，并表现持续性疼痛。

(4) 睾丸肿瘤：一般无明显疼痛。仅在肿瘤较大时有沉重感和胀痛。

(5) 精索静脉曲张：轻度精索静脉曲张可没有任何症状。重度时出现阴囊内蚯蚓状团块和坠痛感，尤其是在站立时间长或受热时坠痛明显。

(6) 阴囊脓肿：表现为阴囊局部红肿和疼痛，有时有发热。局部压痛明显，有波动感。

2. 肿块

肿块是阴囊疾病的重要症状和体征。由于阴囊位置表浅，肿块易于触及，多因患者无意中触及包块而就诊。

(1) 腹股沟斜疝：早期肿块位于腹股沟区，随着病情进展肿块可突入阴囊，站立时出现，平卧时可自行消失或用手挤压后回纳，但病程较长形成粘连时不能回纳。肿块出现时可伴有胀痛。肿块质地较软，无压痛。

(2) 睾丸或精索鞘膜积液：表现为阴囊内囊性包块，质软，无压痛，透光试验阳性。如为积液为交通性，平卧时肿块会变小。

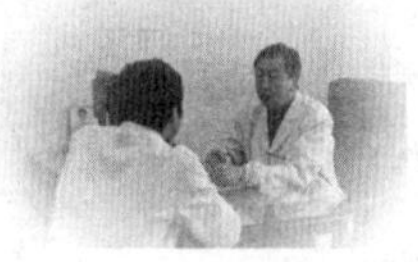

(3) 精索静脉曲张：好发于左侧，为睾丸上方蚯蚓状团块，质软，无压痛。严重时可有坠痛感。

(4) 附睾炎：为整个附睾肿大或附睾尾部肿块，伴有疼痛。肿块质地硬，有明显压痛。

(5) 精液囊肿：位于附睾头部的1～2 cm圆形肿块，边界清，表面光滑，无明显压痛。

(6) 睾丸肿瘤：逐渐增多的睾丸肿块，质地硬，有沉重感，可无压痛。

(7) 阴囊血肿：外伤或阴囊手术后整个阴囊肿大，青紫，质软，有压痛。

(8) 阴囊皮肤肿块。

3. 发育异常

(1) 阴囊发育不全：指阴囊未充分发育，形态较小或呈分裂状。常并发于隐睾、尿道下裂，尤其是双侧隐睾、会阴型尿道下裂更为明显。

(2) 隐睾：指一侧或双侧睾丸未能按照正常发育过程下降至阴囊内，故表现为阴囊内一侧或双侧睾丸缺如，有时可在患侧腹股沟处扪及肿块。

(3) 皮疹：阴囊区局部潮湿多汗，易于出现皮肤病。阴囊区皮肤病常以阴囊皮疹为主要表现。不同皮肤病表现为不同的皮疹特点。如阴囊湿疹表现为阴囊皮肤的水肿、糜烂、皲裂或局部发硬、干燥、色素沉着。阴囊皮癣的皮疹边界清楚，表面常有细小鳞屑，后期皮肤增厚、色素增加、皮肤纹路加深。

阴囊疾病的诊断需要进行哪些实验室检查

1. 尿常规检查

尿常规检查是泌尿外科最常用的检查项目，包括颜色、透明度、酸碱度、比重、气味、蛋白、葡萄糖定性及尿液离心后沉淀物显微镜检查红细胞、白细胞、管型、上皮细胞和结晶等。一般选用清晨第 1 次小便的尿液进行检查，因为晨尿较为浓缩和偏酸性，有形成分相对较多，而且比较准确、客观，无饮食因素干扰，不影响尿液化学测定。也可随时收集标本进行尿常规检查。对有适应症的病人还可以留取中段尿进行检查。

(1) 颜色：正常的新鲜尿液呈淡黄色，清澈透明。每日尿量 1 000～1 800 ml。血尿为鲜红色或红茶色，色素尿为棕黄色，乳糜尿为乳白色。尿液的颜色与透明度及尿液的浓度有一定的关系。

(2) 酸碱度：正常的尿液一般呈弱酸性，有时可呈中性或弱碱性，这与饮食有关。严重呕吐、碱中毒或服用碱性药物后，尿液呈碱性。肾结核病人的尿液则常呈酸性。

(3) 比重：正常人尿比重在 1.010～1.030 之间。尿比重低可见于饮水多、慢性肾功能减退、浓缩功能差时；尿比重高可见于高热状态、周围循环衰竭时、脱水或尿中含蛋白、糖时(糖尿病、急性肾炎)。

(4) 气味：正常人的尿中没有特殊的气味。泌尿系感染时，尿液可有腐臭氨味；糖尿病酮症酸中毒时，可有烂苹果味。

(5) 蛋白：正常人尿中可含有微量的蛋白(约 40～80 mg/日)。蛋白含量如超过 150 mg/日，即为蛋白尿。生理性蛋白尿常见于高蛋白饮食后、精神激动、剧烈运动、发热、妊娠期等；而病理性蛋

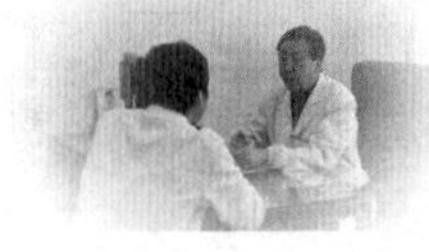

白尿则见于肾小球或肾小管病变及全身性疾病累及肾脏者。

(6) 尿糖：尿糖多见于糖尿病，餐后 1 小时内尿中也可有糖。尿糖也可见于甲状腺功能亢进症、脑垂体前叶功能亢进、肾上腺皮质功能亢进、颅内压增高及慢性肝病等。

尿液显微镜检查是将新鲜尿液进行离心、分离，取尿沉淀进行检查。这些检查的指标主要有：

(1) 红细胞：正常尿每高倍视野一般为 0～3 个红细胞。若每高倍视野超过 3 个即为增多。尿色正常，出血量低于尿量 1/1 000 者为镜下血尿。若出血量多，尿呈红色，为肉眼血尿。红细胞增多常见于泌尿系统肿瘤、下尿路感染出血性疾病、尿路结石等。

(2) 白细胞：正常尿每高倍视野一般为 0～5 个白细胞。若每高倍视野超过 5 个为异常，提示存在炎症；当尿路感染时白细胞可大量增多，成堆出现，又称脓细胞。

(3) 上皮细胞：正常尿液中可有少量的鳞状上皮细胞。上皮细胞明显增多表示有病理改变。其中尾形上皮细胞来自膀胱、输尿管、肾盂、前列腺及精囊。大量或成堆时提示肾盂至膀胱尿路有病变。而扁平上皮细胞来自膀胱、尿道的浅层。男性来自远端尿道，女性来自外阴口。

(4) 结晶体：正常人尿液中常有结晶，对诊断意义不大。但如在新鲜尿中有多量尿酸结晶和草酸钙结晶，且有红细胞存在，而患者有肾脏或膀胱刺激症状时，应考虑有结石的可能。多量磷酸钙结晶出现，见于膀胱尿潴留、慢性膀胱炎及前列腺增生者。服用某些药物(如磺胺类药物)后，尿液中也可出现这些药物的晶体。

2. 尿液细菌学检查

正常泌尿系器官中可有少量细菌存在，但泌尿系感染时，致病菌就大量孳生繁殖。

正常人尿道口及阴道存在以下细菌：表皮葡萄球菌、链球菌、枯草杆菌、假白喉棒状杆菌、变型杆菌、大肠埃希菌、乳酸杆菌、卡他布兰汉菌及耻垢分枝杆菌等。外阴局部不净，细菌会混入尿中，但细菌数小于 10^3/ml。急性泌尿系统感染多为单种细菌，大肠埃希菌占 60%～80%，其余为金黄色葡萄球菌、变形杆菌、粪肠球菌；慢性感染常混合其他细菌。铜绿假单胞菌多见于在手术或插管后引起感染。通过尿液培养，可确定何种细菌感染。

进行细菌学检查时，尿液标本的收集应严格遵循无菌操作，采取中段尿。最好在用药前或停药 2 天后，留取晨尿。标本应收集于无菌瓶中，盖消毒棉塞立即送检，4 ℃保存不能超过 8 小时。

将尿沉淀直接涂片染色检查细菌，不离心或离心后取沉淀尿涂片革兰染色镜检。还可做菌落记数，如每毫升尿液中细菌数超过 10^5，即为尿路感染。

中段尿培养是诊断尿路感染十分重要的试验方法。它不但可以确定哪一种细菌感染，而且能作菌落记数和进行药敏试验。一般认为，若培养出细菌数＞10^5/ml 为感染；＜10^3/ml 则多为污染。如细菌计数每毫升在 10^3～10^5 之间，则不能完全排除感染的可能性，必要时需复查。如细菌数＞10^5/ml，应同时做药物敏感试验，供选择用药时参考。

3. 精液检查

精液检查要求受检者检查前禁欲 5 天以上。通常用手淫取精或

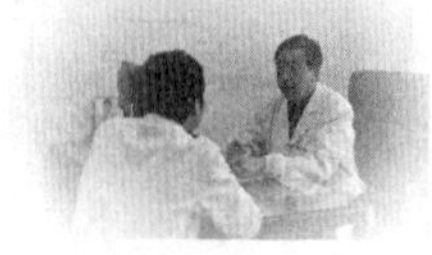

性交时将精液射入干燥清洁的玻璃瓶内，必须1小时内送检，冷天要注意保温，以免影响精子活力。

精液常规检查包括精液外观、液化情况、精液量、精子数量、精子活率、精子活动度等，主要目的在于了解男性生育能力。正常精液为乳白色或淡黄色不透明液体，稍黏稠，略有腥味，每次排精量约 3～5 ml，放置 20～30 分钟后自行液化。精子密度＞20×10^6/ml；精子活率＞60%；A 级精子数＋B 级精子数＞50%；畸形精子数＜20%。

正常情况下，精液涂片作革兰染色和抗酸染色检查，应无致病菌。当附睾、精囊、前列腺和尿道有细菌性炎症时，精液内可查出病原菌。生殖系统结核者有时可查出抗酸杆菌。必要时可做细菌培养和药物敏感试验。精液中白细胞数量每高倍视野下不超过5个。

4. 肿瘤标志物检查

肿瘤标记物简称瘤标，是一些存在于血液、组织中的肿瘤特异性蛋白。检测瘤标可以发现用现代影像技术难以发现的微小肿瘤。瘤标的升高比临床出现症状和体征要早几个月，还预示着肿瘤的发展。临床上检测瘤标有助于肿瘤的诊断、分期、监测复发、观察疗效、判断预后。临床应用的睾丸生殖细胞肿瘤瘤标主要有甲胎蛋白(AFP)和人类绒毛膜促性腺激素(HCG)。

(1) 甲胎蛋白：AFP 在胚胎期由卵黄囊细胞和肝脏产生，胎儿 12～14 周时最高，出生后 5～6 周时降至最低。血清 AFP 的正常值＜40 g/L。通常 50%～70%的睾丸非精原细胞瘤患者血清 AFP 升高，其中 100%的卵黄囊瘤(又称为婴儿胚胎癌)患者血清 AFP 升高；70%的胚胎癌和 50%畸胎癌患者血清 AFP 升高；而绒癌和纯精原细胞瘤的血清 AFP 正常。

需要注意的是AFP并非睾丸肿瘤的特异性瘤标，肝癌、胰腺癌、胃癌、肺癌等恶性肿瘤也可造成AFP升高。

(2) 人类绒毛膜促性腺激素：正常胚胎发育中，HCG有胎盘滋养层细胞分泌，睾丸发生肿瘤时由肿瘤的合体滋养层细胞产生，故HCG浓度明显升高时应怀疑有睾丸绒癌或肿瘤含有绒癌成分。血清HCG的正常值＜1 μg/L。通常40%～60%的睾丸非精原细胞瘤患者血清HCG浓度升高，其中100%的绒癌患者血清HCG浓度升高；40%～60%的胚胎癌因有合体滋养层细胞分化，导致HCG浓度升高；10%～30%的精原细胞瘤也会有HCG浓度升高；预后不良的转移性精原细胞瘤中，38%患者血清HCG升高；预后最好的精母细胞精原细胞瘤血清HCG和AFP均不升高。应注意其他肿瘤如葡萄胎、卵巢癌、乳腺癌、胰岛细胞癌等也可出现HCG浓度升高。

阴囊疾病的诊断需要进行哪些影像学检查

1. B超检查

B超检查具有快速、无创、价廉、实时、易重复等特点，对阴囊内疾病的诊断准确率可以达到97%左右，因此已成为临床上对阴囊和阴囊内疾病进行诊断和鉴别诊断的首选检查。

进行B超检查时，患者常取仰卧位，但对于怀疑隐睾、精索静脉曲张和斜疝的患者则应取站立位，因为站立位时隐睾和疝内容物会下降，精索静脉也处于充盈扩张状态，有助于鉴别诊断。

(1) 阴囊内囊性疾病在超声声像图上主要表现为液性暗区。睾丸鞘膜积液表现为睾丸周围的液性区；精索鞘膜积液的液性区出现

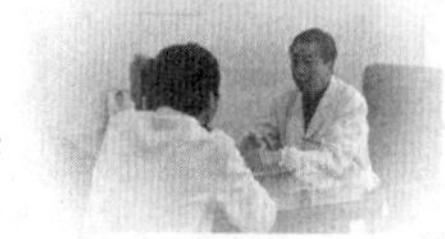

在精索部，而睾丸周围无液体；如果是交通性鞘膜积液，睾丸周围的液性区的出现与体位有关，久站后出现，久卧后消失；精液囊肿的声像图为附睾头部的圆形液性区，壁薄光滑，约 1～2 cm 大小。

(2) 睾丸和附睾炎症声像图见睾丸或附睾增大，内部呈低回声，血流丰富。

(3) 精索静脉曲张时，超声检查可探及精索静脉内径增宽可达 3 mm 以上，并可见血液返流信号。

(4) 睾丸扭转表现为睾丸肿大，呈中等回声，彩色多普勒超声检查显示睾丸血流明显减少或消失，与健侧比较血流差异显著。

(5) 睾丸肿瘤的共同点是睾丸增大或出现圆形、椭圆形结节状肿块，伴有血流。不同点则因睾丸肿瘤的病理类型不同而各有特点。

2. 电子计算机 X 射线断层(CT)扫描

CT：作为临床上的常见检查，虽 CT 扫描有一定的 X 线辐射，但可清楚准确地显示病变部位，可用于对隐睾、阴囊内包块的影像学诊断，对于睾丸肿瘤的大小、形成、病变程度、外侵表现有较好的分辨，并可显示盆腔、腹腔肿大的淋巴结。

3. 磁共振成像(MRI)扫描

MRI：由于磁共振对软组织有良好的分辨效果，多用于超声检查难以明确诊断的疾病，例如隐睾、睾丸肿瘤等疾病的诊断。

什么是阴茎阴囊转位

阴茎阴囊转位又称阴囊分裂。阴茎前阴囊，是一种十分少见的先天性畸形，是指阴囊异位于阴茎上方，分为完全性和部分性。完全性阴茎阴囊转位者阴茎完全移位于阴囊后方或阴囊肛门之间，而阴茎本身发育正常。部分性阴茎阴囊转位者则阴茎位于阴囊中后部，常合并尿道下裂、阴茎弯曲、阴茎短小、肛门闭锁等畸形。也有并发性染色体及骶尾部发育异常的报道。

阴茎阴囊转位的病因是什么

阴茎前阴囊病因不明。可能是某种原因使生殖结节形成阴茎的发育过程延迟，而阴唇阴囊隆突在其前方继续生长发育所致。也可能在生殖结节和阴唇阴囊隆突同时发育的情况下，阴唇阴囊隆突向阴茎下方迁移发生障碍，从而造成阴茎阴囊相互移位。

如何治疗阴茎阴囊转位

单纯的阴茎阴囊不全转位只影响美观不影响生活，而且对性生活没有什么影响，对于不太严重的部分性阴茎前阴囊可不必治疗。但是常见的阴茎阴囊转位多与尿道下裂并存，在修复尿道时，可以一同矫正阴茎阴囊转位。

阴囊丝虫病

什么是阴囊丝虫病

阴囊丝虫病是泌尿生殖系丝虫病的早期病变，主要病变为血丝虫成虫或其虫尸聚集于精索附睾淋巴管或微小静脉内，造成局部炎症、纤维增殖，或由虫尸的毒素引起组织水肿、感染等。

在我国有两种丝虫病，班氏丝虫病主要流行于热带和亚热带，但以亚洲、非洲及太平洋岛屿较为严重；马来丝虫病仅流行于亚洲。在我国流行于山东、河南、江苏、上海、浙江、安徽、湖北、湖南、江西、福建、台湾、贵州、四川、广东、广西。丝虫病通过雌蚊叮咬传播。血中有微丝蚴的带虫者和患者都是丝虫病的传染源。人群普遍易感。20～25 岁间的感染率与发病率最高，病后免疫力低，常反复感染。每年 5～10 月为丝虫病的感染季节。但在温暖的南方，一年四季均可感染。随着我国淋巴丝虫病大规模防治工作的开展，淋巴丝虫病的感染率和发病率大幅度下降，慢性丝虫病患病率逐年降低，2001～2005 年调查，慢性丝虫病患病率已降为 0.04%。但目前我国在原丝虫病流行区仍然遗留约 40 万慢性丝虫病患者。全国 2009 年相继建立了 562 个慢性丝虫病关怀照料点，对 54 211 例慢性丝虫病患者进行了建档(或电子档案)，并开展慢性丝虫病患者关怀照料工作，同时对患者的病情实施动态观察。

阴囊丝虫病是如何发病的

男性生殖系统丝虫病多是由班氏丝虫引起的早期或晚期的男性生殖系淋巴管损害引起的疾患，阴囊丝虫病系因丝虫寄居于腹股沟区及阴囊精索淋巴管和淋巴结所致。其发病机制是丝虫成虫寄生于淋巴系统内，引起机械性损伤和过敏性炎症反应，造成乳糜池、腰肠总干附近淋巴管、中心部位的淋巴管、淋巴干的管壁，尤其瓣膜损坏失效，引起淋巴管迂曲扩张，瓣膜闭锁不全，乳糜淋巴液流动迟滞、潴留，管内压力增加，液体向远心管道内反流坠积，长期病变造成远端更大范围的淋巴瓣膜相对性闭锁不全和淋巴管曲张。感染丝虫后有半数患者不出现症状而血中有微丝蚴，成为“无症状感染者”。马来丝虫主要寄生在浅表淋巴系统，可造成四肢淋巴结或淋巴管炎、下肢淋巴水肿或橡皮肿，一般无泌尿生殖系损害。班氏丝虫除寄生于四肢淋巴系统外，还能寄生于深部淋巴系统，如腹腔和精索附近的淋巴组织，故深部症状如乳糜尿及精索、附睾、睾丸和阴囊等的炎症和结节较多见。

阴囊丝虫病的临床表现有哪些

临床表现主要有以下 3 种：

1. 急性精索炎

急性精索炎：可引起局部剧痛，放射至下腹及腰部；或较轻微，仅为钝痛、牵拉感，体检可见精索肿胀、变硬、弥漫性增粗、肥厚，可触及结节，结节与输精管无关联，多位于精索下端及附睾尾部，可有轻度发热。

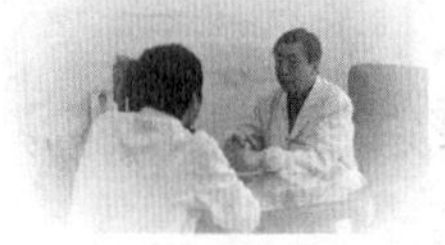

2. 精索淋巴管炎

精索淋巴管炎：常见于反复发作精索炎之后，精索粗厚、迂曲、扩张，呈串珠状，或集束呈粗厚条索状，活动及立位时加重，休息及卧位时减轻，偶有淋巴管扩张如囊肿状，内为白色或淡黄色混浊液体，质地柔软。

3. 鞘膜积液及鞘膜乳糜肿

鞘膜积液及鞘膜乳糜肿：为丝虫病常见的并发症，在丝虫病流行地区血微丝蚴阳性的男性中，鞘膜积液的发生率为 15.3%～22.7%。初时积液较少，因睾丸炎、附睾炎反复发作致积液量增加，可达数百毫升，可使阴茎缩入阴囊内，积液早期呈草黄色，清晰透明；晚期鞘膜的淋巴管曲张破裂，乳糜倾入鞘膜囊内称为鞘膜乳糜肿，积液呈乳白色，常可查到微丝蚴，晚期鞘膜肥厚，产生纤维化斑块，睾丸受压而萎缩，透光试验早期为阳性，晚期因鞘膜壁肥厚伴乳糜时可为阴性。

什么是阴茎阴囊象皮肿

多发生在丝虫病流行区，发病早期常常是反复发作的阴囊弥漫性淋巴管炎，患者多有高热寒战，阴囊阴茎皮肤发红、肿胀疼痛，合并有腹股沟区域淋巴结的肿胀与疼痛，经抗生素治疗后炎症可于数日内消散，但由于严重感染以致每年发作数次，使阴囊皮肤、皮下组织肿胀、皮肤表面粗糙蜕皮如同大象皮肤一样。后期由于反复淋巴管炎与淋巴液渗出对皮肤与皮下组织的长期慢性刺激，使皮肤与皮下结缔组织增厚变硬、干燥，皮肤外观呈橘皮样、颗粒状和疣状增生，阴囊皮肤失去弹性与收缩力。由于结缔组织增生与淋巴液积聚使阴囊呈圆球状，受体积与重量的下垂和牵拉，严重时肿胀的阴囊可下垂到膝关节水平重达数千克，影响患者的行动与正常生活，这时巨大阴囊下垂，越近下部皮肤损害越重，而其上方的皮肤与耻骨上、会阴和股部健康皮肤移行区渐渐变薄，阴茎常常埋入肿大的阴囊内，当阴茎皮肤也有象皮肿时则突起如屈曲的羊角状，阴茎海绵体缩入阴茎包皮甚至阴囊内形成一个洞穴状隧道直达阴茎头与尿道外口，排尿时尿液从洞穴口溢出尿湿衣裤与鞋袜。睾丸包埋在肿胀的阴囊皮肤内，有时可合并睾丸鞘膜积液，但睾丸、附睾、精索一般不受影响。

阴囊丝虫病有什么危害

丝虫侵入泌尿生殖系统，可引起乳糜尿、阴茎阴囊象皮肿。其中 70%的病例出现阴囊内病变，表现为附睾头及输精管附近的多发性硬结，继发性鞘膜积液，精索静脉栓塞、曲张，以及附睾炎、睾丸炎等。此外，巨大的阴囊象皮肿可使患者完全不能性交，而精索、附睾、睾丸的病变又会严重地影响睾丸的生精功能，导致男性不育。因此，患者应在早期及时去医院诊治。

如何确诊阴囊丝虫病

阴囊丝虫病的诊断主要依据有：

流行病学病史：有丝虫病区居住或旅游史，有蚊虫叮咬病史。

临床表现：有精索炎、精索淋巴管炎或鞘膜积液及鞘膜乳糜肿的表现。

辅助检查有：

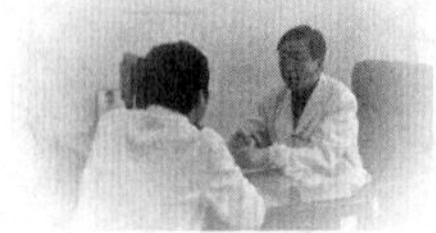

(1) 血液检查：外周血中嗜酸性粒细胞增多，夜间抽静脉血可查见微丝蚴。

(2) 鞘膜积液中查见微丝蚴，精索、附睾结节活检可证实丝虫病，在其剖面可挑出丝虫成虫。

(3) 体液和尿液检查微丝蚴：微丝蚴也可见于各种体液和尿液，故可于鞘膜积液、淋巴液、腹水、乳糜尿和尿液等查到微丝蚴。

(4) 活组织检查：血中微丝蚴检查阴性者可取皮下结节、浅表淋巴结、附睾结节等病变组织活检，确定诊断。

如何治疗阴囊丝虫病

1. 病因治疗

(1) 海群生：又名乙胺嗪。能使血中的微丝蚴集中到肝脏的微血管中，被吞噬细胞所消灭。服用大剂量对成虫有杀灭作用，为治疗本病的首选药物。一般需在数年内多次反复治疗才能达到治愈。其中短效疗法(1～1.5 g 一次顿服，3～5 天为一个疗程)，适用马来丝虫病的大规模治疗；中程疗法(200 mg，每天 3 次，7～12 天为一个疗程，3 个疗程，每个疗程间隔 1 个月以上)，适用于重症感染者及斑克鲁夫丝虫病；间歇疗法(300 mg，每月 1 次，12 次一个疗程)。

海群生的药物毒性较小，治疗中偶有食欲缺乏、恶心、呕吐、头晕、失眠等。成虫或微丝蚴死亡可引起过敏反应，表现为寒战、高热、皮疹等。凡有严重心、肝、肾疾病、活动性肺结核、妇女妊娠期应暂缓用海群生治疗。

(2) 呋喃嘧酮：对班克鲁夫与马来丝虫成虫和微丝蚴均有杀灭

作用，其疗效优于海群生的长短程治疗。用量 20 mg/(kg•d)，分 3 次，连续 7 天为 1 个疗程。不良反应与海群生相似。

(3) 左旋咪唑：对成虫和微丝蚴均有杀灭作用，但因复发率高，故现已少用。

2. 对症治疗

(1) 适当休息，行走时使用阴囊托。

(2) 对于精索炎者，一般采取对症治疗，退热止痛及予抗丝虫药物治疗。

(3) 严重的精索淋巴管曲张者可手术切除；反复发作的急性精索附睾炎结节也可行手术切除。

(4) 鞘膜乳糜积液者可行鞘膜切除或鞘膜翻转术。

(5) 阴茎阴囊象皮肿的患者，主要采用象皮肿切除和阴囊成形术。手术应全部切除肥厚坚实的阴茎阴囊皮肤与皮下肥厚的结缔组织，切除或翻转睾丸鞘膜、妥善保护睾丸、附睾与精索，然后修剪并应用阴囊根部较正常的皮肤重建阴囊与阴茎皮肤。对巨大的阴茎阴囊象皮肿，因手术创伤较大，渗血和渗液较多，部分需要植皮等处理，故应作好手术计划及麻醉、输血等准备。

(6) 对阴囊淋巴瘘，应切除阴囊病变皮肤，必要时行阴囊成形术。

阴囊丝虫病该如何预防

预防丝虫病的关键在于消灭传染源，即防蚊灭蚊。在流行疫区普治微丝蚴血症患者。主要的措施有：

(1) 防蚊灭蚊：切断传播的途径，消灭蚊虫孳生地。在多蚊季

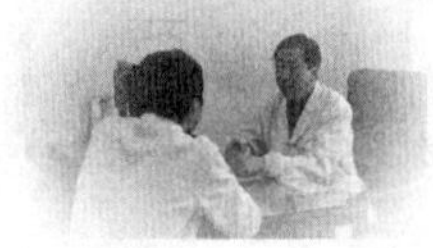

节最好使用蚊帐，户外作业时，在皮肤暴露的部位涂抹防蚊油、驱蚊灵及其他驱避剂等，头部可用棉线浸渍 701 防蚊油制成的防蚊网。

(2) 普查普治：在夏季对流行区 1 岁以上人群进行普查，要求 95%以上居民接受采血；及早发现患者和带虫者，及时治愈，既保证人民健康，又减少和杜绝传染源。在冬季对微丝蚴阳性者或微丝蚴阴性但有丝虫病史和体征者进行普治。

(3) 流行病学监测：加强对已达基本消灭丝虫病指标地区的流行病学监测。

(4) 保护易感人群：在流行区采用海群生食盐疗法，每千克食盐中掺入海群生 3 g，平均每人每日 16.7 g 食盐，内含海群生 50 mg，连用半年，可降低人群中微丝蚴阳性率。

阴囊坏疽

什么是阴囊坏疽，阴囊坏疽的病因及发病率

阴囊坏疽，是指在会阴、外生殖器或肛周区域的感染性坏死性筋膜炎，是一种爆发性进展快速、严重可危及生命的疾病。临床上比较罕见，自 1883 年首次报道以来，发病率大约为 7 500 人中有 1 例为阴囊坏疽。可以发生于任何年龄，多发生于 20～50 岁之间。其起因多为肛门、直肠、尿路或外生殖器皮肤的感染。阴囊坏疽多为多种病菌混合感染，其中最常见的是大肠埃希菌感染，其他包括金黄色葡萄球菌、溶血性链球菌、粪链球菌、克雷伯杆菌、变形杆菌及厌氧菌。此外，糖尿病或慢性酒精中毒、慢性肝炎等免疫系统功能低下也是本病的诱发因素。

阴囊坏疽有哪些临床表现

阴囊坏疽发病之前，往往有外生殖器皮肤不适瘙痒，症状轻微可不引起患者注意。临床表现为阴囊局部红肿热痛等急性蜂窝织炎表现和伴有显著的畏寒、发热等全身中毒症状。病情进展迅速，阴囊快速肿胀，触摸阴囊皮肤会有捻发音，肿胀区局部变黑、坏死，同时红肿范围向阴囊周围扩散，疼痛明显，严重时引起大片阴囊皮肤坏死及组织脱落。

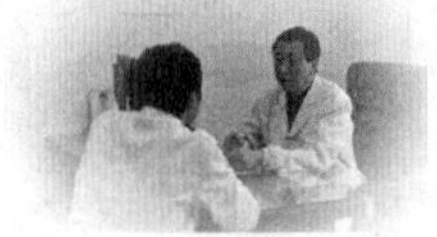

如何诊断阴囊坏疽

阴囊坏疽的诊断主要依据是：

(1) 既往病史：患者一般有阴囊损伤、感染、糖尿病、免疫功能低下及全身严重疾病等病史。

(2) 临床表现：突发阴囊红肿、剧痛，伴有寒战、发热、恶心、呕吐、全身无力，甚至有谵妄等精神症状。体格检查发现阴囊皮肤色红发热、坚硬肿胀、有捻发音、阴囊皮肤有坏死、创面有出血等。病情进展迅速，常在几小时内病变范围迅速扩散，局部皮肤颜色变暗，出现坏死，伴有恶臭。

(3) 实验室检查：血常规检查示白细胞总数及中性粒细胞明显升高。尽快取样做细菌涂片和培养。创面细菌培养可检出溶血性链球菌、铜绿假单胞菌、金黄色葡萄球菌、厌氧菌等。

(4) B 超或 CT 检查可以发现局部软组织内积液、积气。

(5) 病理检查可见急性蜂窝织炎，坏死组织可见小动脉内皮细胞肿胀、血栓形成，有充血、淤血、出血等现象。

凭借以上临床表现及实验室及辅助检查，可明确诊断。

如何治疗阴囊坏疽，治疗阴囊坏疽需要注意哪些事项

早期给予广谱、强效、联合抗生素抗感染，待创面分泌物细菌培养结果报告后即改用敏感抗生素。维持水、电解质和酸碱平衡，高热者应迅速降温，必要时需要输血和免疫球蛋白以提高机体抵抗力。局部可以扩创清除坏死组织，特别需要强调扩创，彻底切除病变组织，必要时敞开引流。

注意事项：经常保持阴囊局部清洁干燥；阴囊或阴茎局部若有

抓伤、咬伤等，应立即去医院进行局部消毒清创处理，以防继发细菌感染。

阴囊气性坏疽，阴囊气性坏疽有什么特点，该如何治疗

阴囊气性坏疽是由产气荚膜杆菌感染引起的一种急性坏死性筋膜炎，发病时多为混合菌感染，常见于战地伤，以胸腹部及四肢多见，阴囊少见。阴囊气性坏疽病情进展迅速，可伴有严重的脓毒血症，毒素可引起心、肝、肾等器官灶性坏死或功能减退，如不及时诊治，可危及生命，死亡率达 20%～50%。所以预防本病的发生是重要环节。已确诊的气性坏疽需立即积极治疗，应予隔离，采取急症清创、开放引流，选用敏感抗生素，纠正水、电解质紊乱，治疗并发症，并可辅助高压氧治疗，以挽救生命、减少组织坏死或器官切除截肢率。

其他阴囊感染性疾病

什么是阴囊毛囊炎

阴囊毛囊炎是指阴囊皮肤常因阴囊潮湿、阴囊损伤、糖尿病等因素诱发，致病菌如金黄色葡萄球菌、铜绿假单胞菌、厌氧性链球菌等感染引起的急性炎症。临床表现为局部阴囊明显红肿疼痛，较少有寒战、发热等全身症状。局部检查发现阴囊肿大，变硬或有波动感，严重者可发生阴囊皮肤破溃流出脓液，创面细菌培养可有化脓性细菌可确诊。治疗上可口服敏感抗生素，局部应用硼酸溶液擦洗。若有脓肿形成应及时行脓肿切开引流。

什么是阴囊疥疮

阴囊疥疮是指阴囊局部感染人型疥螨而引起的接触性传染性皮肤病。可通过直接接触而传染，也可通过接触患者使用过的衣物而间接传染。临床表现为阴囊皮肤处出现皮疹或瘙痒性结节，以夜间瘙痒明显为特点。疥螨瘙痒性结节呈半球形，突出于皮肤表面，有炎症反应，呈紫红色或深褐色，边界清楚，孤立不融合，质硬，表面有结痂及轻度角化。疥疮发病过程疥疮发病过程中有体液和细胞免疫参与，瘙痒症状与疥螨在皮损中活动、疥螨粪便等排泄物的物理、化学刺激，以及炎性因子和细胞的参与有关疥疮发病过程中有体液和细胞免疫参与，瘙痒症状与疥螨在皮损中活动、疥螨粪便等排泄物的物理、化学刺激，以及炎性因子和细胞的参与有关。疥疮发病过程中有体液和细胞免疫参与，瘙痒症状与疥螨在皮损中活动、疥螨粪便等排泄物的物理、化学刺激，以及炎性因子和细胞的参与有关。疥疮发病过程中有体液和细胞免疫参与，瘙痒症状与疥螨在皮损中活动、疥螨粪便等排泄物的物理、化学刺激，以及炎性因子和细胞的参与有关。其中有体液和细胞免疫参与，瘙痒症状与疥螨在皮损中活动、疥螨粪便等排泄物的物理、化学刺激及炎症因子和细胞的参与有关。若发现患者阴囊部有散在小结节、刺痒。同时在手腕、指间有小水疱、丘疹、黑褐色疥虫“隧道”出现。家中有同样的患者，据此可以诊断。如做疥虫检查，可以发现虫卵、虫粪或疥虫。治疗时可首先用林旦霜(疥灵霸)全身治疗。局部可用克罗米通霜涂抹 2～3 日，再用尿素去炎松霜外擦每日 2～3 次或敷肤疾宁。瘙痒严重者可酌情选用抗组胺药物，继发感染者加用抗生素。

什么是阴囊念珠菌病

阴囊念珠菌病是由白色念珠菌感染阴囊皮肤所引起的，以周围有水疱、脓疱性卫星灶的红斑渗出性皮损为特征皮肤病。白色念珠菌是一种条件致病菌，当患者有糖尿病、长期应用广谱抗生素、皮质激素及免疫抑制剂等使机体免疫力下降时易患。临床表现为阴囊皮肤潮红水肿伴瘙痒，散在抓痕或表皮剥脱，慢性感染者阴囊皮肤肥厚呈苔藓样变。皮疹发生在包皮下时称为念珠菌性包皮龟头炎，也可以引起女性阴道感染即念珠菌性阴道炎。在显微镜下检查皮肤刮下的碎屑，可以看见成群的小孢子和纤细的菌丝即可确诊。治疗

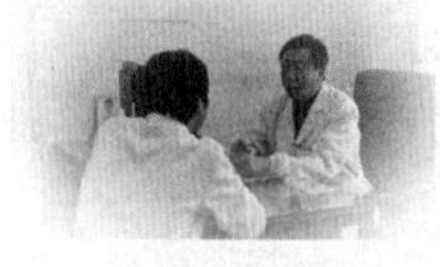

可用制霉素软膏或乳膏局部涂抹对于大多数病例有效。除制霉菌素外，也可应用咪康唑、克霉唑、酮康唑和益康唑。

阴囊损伤

阴囊损伤有哪几种类型

阴囊损伤按照致病原因分为闭合性损伤、开放性损伤、特殊损伤。按照损伤的病理及表现分为阴囊皮肤挫伤、单纯阴囊血肿、阴囊皮肤撕脱伤、切割伤、爆炸伤、特殊原因伤。

闭合性损伤较为常见，包括挤压伤、脚踢伤、骑跨伤、拳击伤等。阴囊皮肤完整而无创口与外界相通。由于阴囊皮肤松弛，血供丰富，出血不能向外引流，易形成阴囊血肿，尤其是合并睾丸损伤出血更严重，可形成阴囊巨大血肿。开放性损伤较为少见，主要有刀剪、割、切、刺伤，创面较整齐，污染较轻；皮肤撕脱伤，常常合并阴茎皮肤撕脱伤；爆炸伤多见于战伤，创缘不整齐，创面严重污染，常有异物残存组织中。特殊损伤有热、化学、电击、放射性损伤，更加少见。

阴囊皮肤挫伤表现为皮肤瘀斑、水肿、皮内血肿。单纯性阴囊血肿为阴囊壁挫伤或撕裂，局部小血管破裂渗血，不伴阴囊内容物损伤。小血肿可自行吸收，巨大血肿机化后会遗留硬结。阴囊皮肤撕脱伤一般较表浅，皮肤连同肉膜紧贴精索外筋膜分离，表面渗血较多。切割伤为阴囊皮肤裂开、出血、常常合并内容物损伤。

爆炸伤为皮肤缺损，创面不整齐，周围组织损伤重，伤口内常有弹片、泥土等异物。

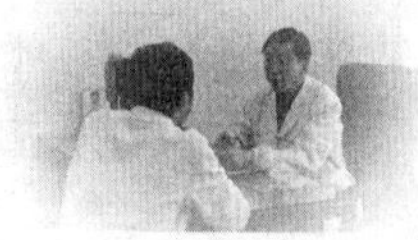

特殊原因伤如阴囊烧伤，常见于全身大面积烧伤。放射性损伤多是会阴部恶性肿瘤放射性的并发症，病理改变均为烧伤和放射伤特有。

阴囊闭合性损伤临床表现及并发症

阴囊的闭合性损伤可分为以下类型：

(1) 阴囊挫伤。

(2) 阴囊血肿。

(3) 鞘膜积血。

(4) 血肿机化。

阴囊闭合性损伤的临床表现为：

阴囊受到诸如脚踢、骑跨、挤压等外伤后可出现阴囊局限血肿，严重者整个阴囊呈深紫色或鞘膜积血。严重血肿时，须注意有无阴囊内容物(睾丸)损伤。血肿发生在肉膜下层与深筋膜之间、阴囊中隔、鞘膜旁、鞘膜内。损伤早期肿胀明显，阴囊收缩，压迫出血点。之后，表层平滑肌松弛，血液溢于组织之间，逐渐凝固，疼痛明显，血肿逐渐稳定，外观呈紫黑色，约 2～3 周，肿胀消退。

阴囊闭合性损伤的并发症有：

(1) 交感性睾丸病：一侧睾丸破裂可导致对侧变态反应性睾丸炎即交感性睾丸病，对侧睾丸缩小、变硬。

(2) 自身免疫性不育：睾丸破裂后，血生精小管屏障破坏，精子抗原暴露，可导致自身免疫性不育。

(3) 睾丸萎缩、继发感染、睾丸肿瘤：睾丸血肿的保守治疗，常引起血运障碍而导致睾丸萎缩，也可继发感染使症状迁延，还可能成为睾丸肿瘤的诱因。

如何诊断阴囊闭合性损伤

通过外伤的病史和体格检查即可大致作出闭合性阴囊损伤的诊断，进一步行辅助检查可判断损伤程度。

1. B 超检查

其诊断睾丸破裂与临床符合率达 95%～100%。超声对阴囊损伤有重要价值，彩色多普勒能同时显示组织形态学及血流灌注情况，检查方便、快捷、无创伤且可重复检查，动态观察，被认为是诊断阴囊急症的理想方法。

(1) 单纯性阴囊血肿：彩色多普勒超声检查示睾丸形态正常，血供正常，旁见絮状低回声血块；阴囊壁增厚。

(2) 睾丸挫伤：彩色多普勒超声检查示睾丸肿大，实质内有不规则低回声，血流信号基本正常，周围存在液性暗区。

(3) 睾丸破裂：彩色多普勒超声检查示睾丸轮廓回声中断，挫裂边缘存在血流信号，周围见回声不均匀血块。

(4) 睾丸扭转：彩色多普勒超声检查示睾丸血流明显减少或消失，与暴力程度与睾丸形态学改变不一致。

(5) 睾丸脱位：睾丸肿胀明显、脱位睾丸周围形成明显触诊不清，诊断困难时，B 超检查可在腹股沟区或以上探得睾丸回声。

2. CT 检查

CT 检查扫描速度快，分辨率高，可清晰显示白膜，对睾丸破裂诊断准确。

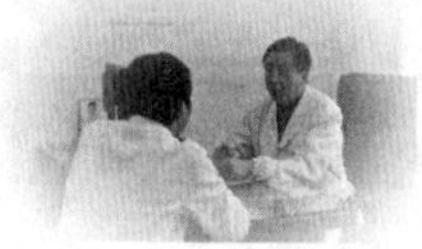

(1) 单纯性阴囊壁血肿：可见阴囊壁增厚，密度增高，睾丸大小、形态及密度正常，白膜完整。

(2) 鞘膜积血：可见睾丸周围的略低密度影，陈旧性积血表现为睾丸外半月形等密度影，中间有多个低密度影。

(3) 白膜下血肿：可见白膜完整，其下方与睾丸实质间弧形高密度影。

(4) 单纯睾丸实质血肿：可见睾丸内类圆形高密度影，陈旧性血肿可见类圆形低密度影，血肿较大，突出于睾丸轮廓之外。

(5) 睾丸挫伤：睾丸实质内血肿可见低密度。

(6) 睾丸破裂：睾丸破裂出血，可见睾丸增大，密度增高，白膜中断，睾丸组织突出；或睾丸分离，实质中散在分布的不规则的低密度影。

(7) 精索附睾损伤：精索血肿可见血肿位于睾丸的前上方，呈椭圆形高密度影，睾丸向后下移位；创伤性附睾炎伴精液囊肿可见附睾增大，密度增高，附睾头附近可见一类圆形的水样密度影。

阴囊闭合性损伤有哪些治疗方法

阴囊闭合性损伤的治疗方法主要有：

(1) 阴囊挫伤：卧床休息，抬高阴囊，局部先冷后热敷，止痛，给予抗生素预防感染。

(2) 阴囊血肿：若为小血肿，采用阴囊上托，局部压迫冷敷等治疗；若为血肿较大且渐进加重，则采用手术治疗，术中清除血肿，彻底止血，应用抗生素抗感染治疗，合并感染形成则进行切开引流术。对于不断增大的阴囊血肿或血肿较大吸收困难者，应积极早期手术切开并清除血肿，彻底止血。对不能除外睾丸破裂的阴囊血肿，特别是鞘膜血肿，应及时手术探查。

(3) 鞘膜积血：早期按鞘膜积液处理；若有慢性炎症，鞘膜增厚增厚、硬化，即行鞘膜切除术。

(4) 血肿机化：经过一段时间后，较大的血块机化后压迫睾丸，可导致睾丸组织萎缩，萎缩的睾丸易发生肿瘤，应手术切除萎缩的睾丸。

阴囊开放性损伤的临床表现有哪些，该如何诊断

阴囊开放性损伤的临床表现与体征：患者曾有外伤史。在阴囊开放性损伤中，阴囊开放性损伤时可合并阴囊内容物的损伤。如：睾丸破裂、睾丸脱位、睾丸扭转、精索损伤等。

1. 睾丸破裂

睾丸破裂：剧烈疼痛，阴囊肿胀、淤血，体检时阴囊触痛明显，可触及肿块，睾丸轮廓不清。

2. 睾丸脱位

睾丸脱位：会阴部疼痛，体检时发现阴囊空虚，在脱位睾丸处有触痛，可触及肿块。

3. 睾丸扭转

睾丸扭转：突发疼痛剧烈，与暴力程度可不呈正比，迅速出现水肿。体检时发现阴囊空虚，在脱位睾丸处有触痛，抬高睾丸不能缓解或加重疼痛，可触及肿块，睾丸及附睾的位置异常或触诊不清楚。

4. 精索损伤

精索损伤：可出现一侧睾丸和阴囊剧烈疼痛。体检时发现阴囊

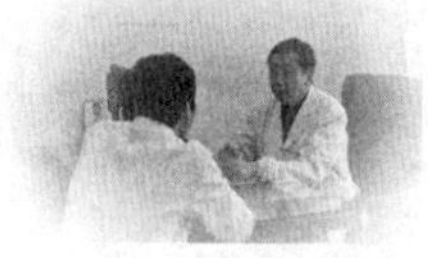

红肿，可及压痛。睾丸肿大上移，呈横位是精索扭转特异性体征，触痛明显，精索呈麻绳状扭曲、缩短。托起阴囊或移动睾丸时疼痛不减或加剧。睾丸附睾均肿大、界限不清。

阴囊开放性损伤的诊断：阴囊开放性损伤根据病史、临床表现、体格检查，诊断并不困难。同时，特别要注意有无睾丸、附睾、精索等内容物损伤，有无异物。另外，有一侧阴囊开放性损伤时，勿忘对于对侧阴囊内容物有无损伤进行检查。辅助检查多采用B超检查。

阴囊开放性损伤有哪些治疗方法

阴囊开放性损伤的治疗方法主要有：

(1) 严格消毒、清创，清除异物，切除失去活力的组织，应尽可能保留有生机的组织。若污染较重、渗出较多时，需放置乳胶片引流。

(2) 予以预防性抗生素及破伤风血清抗毒素，同一般开放性伤口处理方法。

(3) 若为小血肿，采用阴囊上托，局部压迫冷敷等治疗；若为血肿较大且渐进加重，则采用手术治疗，术中清除血肿，彻底止血，应用抗生素抗感染治疗，合并感染形成脓肿则进行切开引流术。

(4) 立即回纳睾丸，预防睾丸扭转。双侧睾丸损伤诊断明确后，应尽早手术，清除血肿，修补睾丸。若睾丸损伤严重者，应清除坏死组织，彻底止血，尽可能保留睾丸组织。对于必须切除睾丸的患者，应可能保留一点白膜，以保留一部分内分泌功能。

(5) 如为全身多发伤，应同时或优先处理其他损伤。

什么是阴囊皮肤撕脱伤，如何确诊，如何治疗

阴囊皮肤撕脱伤是指可单发于阴囊，但多数包括阴囊、阴茎皮肤的同时撕脱，犹如脱手套式损伤。最常见的致伤原因为工伤事故及高处坠落伤等。典型撕脱范围为以会阴部为顶点、耻骨联合与阴茎根部为底边的“倒三角形”。撕脱组织的分离多为表浅性的；而深部组织，如尿道、海绵体及睾丸等多不受伤。因阴茎头部皮肤与皮下紧贴，故阴茎皮肤撕脱是围绕阴囊经阴囊交界处至阴茎冠状沟撕脱，残留部分包皮内板。若会阴同时被损伤，应检查肛门括约肌是否因受伤而致大便失禁。

根据病史、临床表现，诊断较为容易。但要注意的是，有无阴囊内容物的损伤，必要时行 B 超检查，以免造成遗漏。

阴囊皮肤撕脱伤一旦诊断，应尽早行手术治疗。清创必须彻底，清除异物，去除失去活力的组织。凡是被撕脱的与正常组织仍有连接的皮肤，仍有生机者，应尽可能保留。若损伤皮肤已无保留可能，必须彻底清除。清创时需注意尿道及睾丸是否完好。

对于阴茎和阴囊皮肤大块损伤者，阴囊部分的修复方法有：

(1) 直接缝合：阴囊皮肤血供丰富，皮肤弹性良好，清创后能缝合在一起，则缺损部位不需植皮。

(2) 重建阴囊：大面积阴囊皮肤撕脱不能直接缝合者，不仅对暴露的睾丸要予以覆盖，更重要的是，须保持睾丸的温度低于体温，以保证睾丸的生精能力。故不能简单地将睾丸植入皮下，必须行重建阴囊。重建阴囊的皮肤可选用已经撕脱但仍有生机的阴囊皮肤或游离全层行植皮术，也可取会阴部或股部皮肤行中厚皮瓣转移术。

阴囊皮肤病

什么是接触性皮炎

凡是因为接触到物质而引起皮肤产生发炎过敏的现象，都可以称之为接触性皮肤炎。接触性皮炎是皮肤或黏膜接触外来的刺激或过敏物质后，在接触部位发生的皮肤的急性炎症。在发生急性炎症后，也可逐渐转化成慢性皮炎。可分原发性刺激(如强酸、强碱等)和变态反应(如动物性、植物性、化学性)两种。

接触性皮炎的症状多变，它可以痒也可以痛(以痒的表现较多)，大多有发红的现象，但是也可以因严重程度或是急、慢性表现，而呈现水疱、干燥、脱皮等不同现象。临床上以化学物质致病为多见。皮炎的程度取决于该物质的致敏性与患者的反应性。治疗首先去除病因，避免再接触及对症治疗，再通过脱敏治疗，往往能收到很好的疗效。

什么是固定性药疹

药物进入机体后，引起的皮肤和(或)黏膜损害的不良反应，具有起病急，皮损为孤立性或数个境界清楚的圆或椭圆形水肿性红斑的特点，称之固定性红斑型药疹，或称固定性药疹。

固定性药疹形状特殊，较易识别。其特点是先有局部瘙痒，继而出现圆形或椭圆形红斑，颜色为鲜红或紫红色，具水肿性，发作愈频色素愈深，愈后可见遗留色素沉着。此与其他皮疹的明显区别在于，每次服同样药物后常在同一部位发生。一般地说，固定性药疹好发于外生殖器、口唇和手背等处。此药疹有一定的潜伏期，一般在第一次用药后 4～20 日内发生，如重复用药，机体处于致敏状态，则会在 24 小时内发生，而敏感者则在数分钟或数小时内即可发生。

对于固定性药疹的治疗，应首先停止该药的使用，其次是多饮水，以促进药物排泄，必要时在医师指导下使用抗过敏药物，如激素类等。内用药物可选用泼泥松(强的松)，抗组胺药、维生素 C、葡萄糖酸钙等。局部外搽可用皮质类固醇激素药膏。如有糜烂、渗液、溃疡，应先外搽紫锌氧油、炉甘石油，待局部干燥后再搽激素药膏。另外，适当应用抗生素，短期内即可痊愈。

什么是神经性皮炎

神经性皮炎又称慢性单纯性苔藓。是以阵发性皮肤瘙痒和皮肤苔藓化为特征的慢性皮肤病。好发于颈部两侧、项部、肘窝、腘窝、骶尾部、腕部、踝部，也见于腰背部、眼睑、四肢及外阴等部位。表现为阵发性剧痒，夜晚尤甚，影响睡眠。搔抓后可有血痕及血痂，严重者可继发毛囊炎及淋巴结炎。

治疗的目的主要是止痒，避免患者因瘙痒而搔抓，从而进一步加重病情。可选用抗组胺类药物、钙剂等对症止痒，辅以维生素 B 族内服；瘙痒严重者可选用镇静剂；皮疹泛发者可予普鲁卡因静脉封闭或联合使用雷公藤类药物。局部可选用糖皮质激素软膏、霜剂或溶液外用。难治性皮损可予局部皮损内注射曲安奈德注射液。

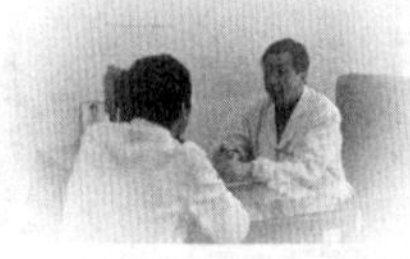

预防时要注意：放松紧张情绪，保持乐观，防止感情过激，生活规律，劳逸结合。并要减少刺激，避免用力搔抓、摩擦及热水烫洗等方法来止痒。还要限制酒类、辛辣饮食，保持大便通畅，积极治疗胃肠道病变。

什么是扁平苔癣

扁平苔癣，中医病名为“紫癜风”。中医学认为本病是因机体阴血不足，脾失健运，蕴化不足，复感风邪，风湿客于肌肤腠理，凝滞于血分或因肝肾不足，阴虚内热，虚火上炎于口而致病。

它的最典型损害是微高出皮面的扁平丘疹，小米粒至绿豆大小，呈境界清楚的多角形或圆形。颜色多为紫红色或紫蓝色，也可为暗红、红褐及污灰色。同一患者的丘疹往往大小一致，密集分布，有的散在分布，有的相互融合成大小不等、形状不一的斑块。大多数患者会有不同程度的瘙痒。发生在生殖器部位的扁平苔癣表现为树枝状或网状的白色细纹，并有时出现白色斑点、斑片或斑块，会出现烧灼及疼痛感觉。

治疗：

(1) 治疗慢性病灶，停用可能诱发本病的药物。

(2) 外用药物强效糖皮质激素软膏、维 A 酸软膏或钙调神经酶抑制剂等。

(3) 肥厚性皮疹可采用糖皮质激素皮损内注射。

(4) 严重者可系统性应用维 A 酸类或糖皮质激素，以及免疫抑制剂。

(5) 物理治疗包括冷冻治疗、激光治疗、窄波紫外线治疗均有一定疗效。

什么是银屑病

银屑病俗称牛皮癣，是一种慢性炎症性皮肤病，病程较长，有易复发倾向，有的患者几乎终身不愈。典型症状为鳞屑、薄膜、出血点。初起为针头或绿豆大小红色点疹，逐渐扩大，有的点疹互相融合形成斑片。表面覆盖有干燥的银色鳞屑，轻轻刮除鳞屑，可见一层透明膜，在用力刮擦可见小片血点，这就是该病的特征。

治疗必须根据具体情况进行选择，最重要的是要因不同的临床类型、分期、皮损的严重程度及部位而异。避免各种可能的诱因。目的在于控制病情，延缓向全身发展的进程，减轻红斑、鳞屑、局部斑片增厚等症状，稳定病情，避免复发，尽量避免不良反应，提高患者生活质量。

轻者以外用药物为主，重者可根据病情选用全身治疗。选择治疗时应权衡利弊，并需密切观测不良反应。病情控制后应坚持巩固治疗，避免突然停用药物。

外用药物主要有：焦油制剂、地蒽酚、糖皮质激素类、维 A 酸类药、维生素 D_3 类似物、免疫抑制剂等。内用药主要有：抗肿瘤药物、维 A 酸类药、抗免疫药物、生物制剂、抗生素、中药等。物理疗法有：紫外线、光化学疗法、宽谱中波紫外线疗法、窄谱中波紫外线疗法、308 nm 单频准分子激光疗法、光动力学疗法等。

什么是阴囊瘙痒症

瘙痒症是一种仅有皮肤瘙痒而无原发性皮肤损害的皮肤病症

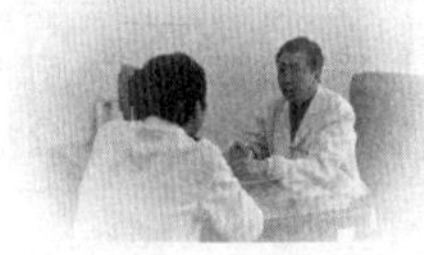

状。阴囊瘙痒症常与局部皮温高、多汗、摩擦、真菌感染有关。瘙痒主要局限于阴囊，有时也可累及阴茎、会阴和肛门。由于不断搔抓，引起苔藓样变、湿疹样变及继发感染等。

寻出病因，加以避免是防治的关键。避免用搔抓、摩擦及热水烫洗等方法止痒。生活应规律，衣着松软，不要沐浴过勤。避免饮酒、喝浓茶及食用辣椒、胡椒及芥末等辛辣刺激性食品。精神紧张及情绪不安的患者应注意休息，适当改变不良的生活环境。

治疗：内用药物包括抗组胺药、钙剂、维生素 C、硫代硫酸钠及镇静催眠剂等药物，可根据病情选择使用。可用确炎舒松、地塞米松或泼尼松龙等药物作阴囊局部封闭。外用药物可选择皮质类固醇软膏或霜剂进行治疗。中医治疗应以疏风祛湿、清热解毒、养血润燥、活血化瘀为原则，以达到驱邪扶正止痒之功效。

梅　毒

什么是梅毒，其传染途径有哪些

梅毒是由苍白螺旋体引起的一种慢性全身性感染性疾病，早期主要表现为皮肤黏膜的损害，晚期可侵犯心血管、神经系统、眼、听觉等重要脏器，造成劳动力丧失甚至死亡，因而梅毒是危害人类健康较为严重的性传播疾病之一。

梅毒患者是该疾病唯一的传染源，其主要是通过性接触传染，也可通过胎盘传染给胎儿，少见的其他传染途径有：皮肤黏膜直接接触如接吻、哺乳等；接触梅毒患者用过的毛巾、内衣等；输入梅毒患者的血液等。

梅毒的分期及临床表现是什么

1. 一期梅毒(硬下疳)

性交过程中，男女生殖器的皮肤或黏膜容易受到损伤，梅毒螺旋体借此侵入人体，一部分螺旋体可在局部生长繁殖，约经过 2～4 周，在侵入部位出现无明显自觉症状的结节或溃疡，称为硬下疳。典型损害为单发或多发圆形或卵圆形溃疡，直径 1～2 cm，稍隆起于皮面，境界清楚，基地浸润发硬，触之呈软骨样，溃疡表面清洁，挤压时有稀薄的浆液性渗出，其中含大量的螺旋体，一般无疼痛，可伴有单侧或双侧腹股沟淋巴结无痛性肿大。硬下疳常见于男性的

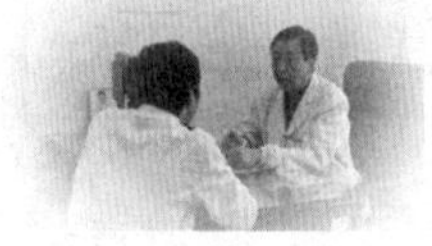

阴茎包皮、冠状沟或龟头，女性则多见于大小阴唇、阴蒂或子宫颈，同性恋者还可见于肛周及直肠。

2. 二期梅毒

硬下疳如未经治疗，损害可在2～6周内自然消退成为潜伏梅毒，梅毒螺旋体可经过附近的淋巴系统进入血液而侵犯全身任何组织及器官，如出现皮肤、黏膜等损害。典型的二期梅毒皮肤损害称为梅毒疹，见于80%以上的患者，是指感染后的9～10周或硬下疳后5～8周出现的好发于躯干、掌跖、外生殖器或肛周的表浅、一过性红色斑疹或多形性斑丘疹。较为特征性的黏膜损害是出现黏膜斑，常与皮疹同时出现，呈扁平或轻度隆起的圆形糜烂面，边缘清楚，表面有灰白色伪膜。黏膜斑可见于唇的内侧、颊黏膜、舌、扁桃体、咽部、喉及鼻腔等处，也可见于生殖器黏膜如男性龟头及包皮内板，女性小阴唇、阴道、宫颈等。

3. 三期梅毒(晚期梅毒)

感染梅毒螺旋体超过2年以上者成为三期梅毒或晚期梅毒，一般为早期梅毒未经治疗或治疗不正规，经过一定的潜伏期后，约有40%的患者发展为三期梅毒，三期梅毒的损害可发生于身体的任何部位，除了出现皮肤黏膜损害进一步加重外还可引起心血管、骨、神经系统及内脏的损害，造成劳动力丧失或死亡。

如何诊断梅毒

诊断梅毒病史很重要，患者一般有不洁的性生活史或性伴侣有梅毒感染病史。临床表现为出现了典型的皮肤黏膜、心血管及神经损害；实验室检查至少有一项阳性表现，如暗视野显微镜找到螺旋体、梅毒螺旋体直接免疫荧光检查阳性、梅毒血清学试验阳性等即可确诊。

如何治疗梅毒，治疗梅毒有哪些注意事项

梅毒的治疗原则为早期明确诊断，及时治疗，用药足量，疗程规范。晚期梅毒治疗时可产生严重的不良反应，治疗前应采取必要的预防措施。治疗方案如下：

早期梅毒(包括硬下疳、二期及早期潜伏梅毒)：首选青霉素治疗，如苄星青霉素 240 万 U 两侧臀部肌内注射，每周 1 次，连续 2～3 次。若青霉素过敏者可选用四环素/红霉素 500 mg，每日 4 次，连服 15 天；或多四环素(强力霉素)100 mg，每日 2 次，连服 15 天。孕妇或哺乳者禁用四环素类药物。

晚期梅毒(包括三期皮肤黏膜损害、骨梅毒、病期超过 2 年或不能确定病期的潜伏梅毒以及二期复发梅毒)：首选青霉素治疗，如苄星青霉素 240 万 U 两侧臀部肌内注射，每周 1 次，连续 3 次。或普鲁卡因青霉素 80 万 U，肌内注射，每天 1 次，连续 20 天，必要时间隔 2 周后可重复治疗一个疗程。青霉素过敏者可选用四环素/红霉素 500 mg，每日 4 次，连服 30 天；或多四环素(强力霉素)100 mg，每日 2 次，连服 30 天。

梅毒治疗的注意事项：治疗期间避免性生活，同时性伴侣也要接受必要的检查和治疗；梅毒治疗后应该密切随访，及早发现治疗失败的患者以确保梅毒患者得到根治。

尖锐湿疣

什么是尖锐湿疣，其传染途径有哪些

尖锐湿疣是由人类乳头瘤病毒(HPV)感染引起的一种好发于外阴生殖器及肛周的较为常见的性传播疾病。且 HPV 病毒与生殖器癌的发生有关，因此应该引起重视。其主要的传染途径是性接触传染，患者大多为处于性活跃期的中青年。多有不洁的性交或性伴侣有感染史。潜伏期 1～8 个月不等，平均为 3 个月。偶可见儿童因接触污染的用具如毛巾等而被传染的。

尖锐湿疣的临床表现是什么

尖锐湿疣好发于男女生殖器及肛周，男性以冠状沟及包皮系带处最为常见，也可见于阴茎、龟头、包皮及尿道口等部位。女性在阴道及子宫颈口的黏膜处多发，会导致白带增多。而白带增多又可刺激湿疣，促使其生长并增多。典型的损害初发为小而柔软的淡红色丘疹，针帽或米粒大。逐渐增大，且数量逐渐增多，成为乳头瘤样、菜花样、鸡冠样的赘生物，表面高低不平，质地柔软。如不及时治疗，疣体将逐渐增大，彼此融合，成为大块状，可有糜烂、溃疡，继发感染者可致恶臭。

如何诊断尖锐湿疣

患者发病前一般多有不洁的性交或性伴侣有感染的病史，结合发生于外阴生殖器及肛周典型的疣状或菜花状肿物，尖锐湿疣的诊断并不困难。对于早期及亚临床感染的损害，应在醋酸白实验(通过涂醋酸后使其变白，可能使得病变明显易见，目的在于对尖锐湿疣的湿疣的诊断与鉴别诊断)基础上，对于位于尿道外口的肿物还需要做尿道镜等检查，并进一步取病变组织病理学检查以确诊。

如何治疗尖锐湿疣

尖锐湿疣的治疗方法很多，包括外用药物、冷冻、电灼及系统治疗等，具体应视病变的大小、部位、数量及患者的全身情况，尤其是机体的免疫状况而定。

1. 药物治疗

(1) 化学性腐蚀剂：足叶草酯、足叶草毒素(疣脱欣)，可使局部小动脉痉挛，3～4 天疣即脱落。

(2) 表面化疗剂：5-氟尿嘧啶软膏(5%)，每日涂药 1～2 次，连续 4～5 天，通过抑制病毒复制以治疗尖锐湿疣。适用于数量多、面积大的病灶。

(3) 干扰素：具有抗病毒、免疫调节、抗增殖作用，可采用病灶内注射或全身应用。

2. 物理治疗

物理治疗：包括电灼、液氮冷冻治疗及激光治疗。

3. 手术治疗

手术治疗：适用于数量少、体积小的疣，对肛门周围的疣疗效

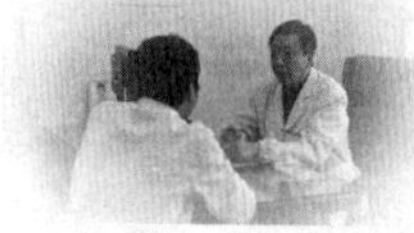

较好。包皮疣可行包皮环切术。

4. 复合治疗

复合治疗：针对尖锐湿疣的易复发性，除采用手术或物理治疗去除外生的疣体外，还需要通过全身注射($\alpha_1\beta$ 干扰素 100 万 U，肌注，每日 1 次，7 天 1 个疗程)及局部给药($\alpha_1\beta$ 干扰素 100 万 U，疣体基底部注射，每日一次，7 天一个疗程)，以预防复发。

软下疳

什么是软下疳

软下疳是由杜克雷嗜血杆菌感染引起的急性溃疡性性传播疾病。其临床特点为以生殖器部位出现 1 个或多个溃疡伴有明显疼痛感，同时可引起局部炎症和化脓，且常伴有腹股沟淋巴结肿大。

软下疳的临床表现是什么

软下疳发病前一般无前驱症状，潜伏期通常为 3～7 天。皮损男性多见于包皮、系带、冠状沟、阴茎头部及体部，女性多见于大小阴唇、阴道前庭及阴蒂，生殖器外的损害很少见。发病初期典型的皮损常为小而疼痛性红色丘疹或脓疱，很快皮损破溃形成溃疡，境界清楚，基底凹凸不平，表面坏死呈灰色，触之质地柔软无浸润，挤压时易变形。软下疳的溃疡通常伴有明显的疼痛和压痛。且多数患者在 1～2 周后继发腹股沟淋巴结肿大，肿大的淋巴结形如球状，表面皮肤发红，触之有疼痛和波动感，并可化脓形成一个腔，脓液较黏稠，破溃形成窦道和鱼口状溃疡。

如何诊断软下疳

患者一般发病前 3～7 天有不洁性生活病史，临床表现为男女生殖器部位出现单个或数个溃疡，并有明显疼痛，一般伴有单侧的

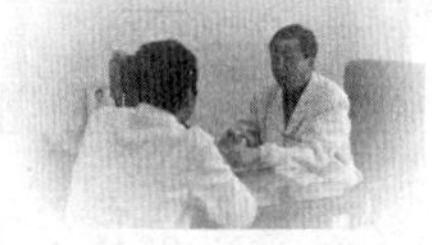

腹股沟淋巴结疼痛性肿大。分泌物涂片检查可找到短而细的革兰阴性链杆菌，可初步诊断。若分泌物培养鉴定出杜克雷嗜血杆菌则可明确诊断。

如何治疗软下疳

合理的软下疳治疗为治愈感染、消除症状、预防传播。选用致病菌敏感的抗生素治疗，如磺胺嘧啶、复方磺胺甲噁唑(复方新诺明)，1～2 g/天，分 2～4 次服用，连续 10 天，或阿奇霉素、头孢曲松等，并辅以局部对症处理。对于大的溃疡或淋巴结脓肿形成者，需要及时切开引流。

生殖器疱疹

什么是生殖器疱疹

生殖器疱疹是指由单纯疱疹病毒感染生殖器部位的皮肤和黏膜引起的炎症性疾病，常由性接触引起，为性传播疾病之一，临床以反复出现复发性水疱、糜烂为特点。

生殖器疱疹的临床表现有哪些

特征性的生殖器皮损始于疼痛的丘疹或小水疱，但多数患者就诊时生殖器皮损已经发展成脓疱或溃疡。初次感染的生殖器疱疹，溃疡性皮损持续4～15天后结痂或上皮形成，伴有疼痛、瘙痒和触痛性腹股沟淋巴结肿大等局部症状；同时初发的生殖器单纯疱疹病毒感染者一般会有发热、头痛、肌肉疼痛等全身不适症状。相对于第一次发作，复发的生殖器单纯疱疹病毒感染引起的皮损局限，局部疼痛、瘙痒等症状均较初次感染轻微，且病程亦短，通常在2周左右皮损完全结痂脱落。患者一般无全身症状，腹股沟淋巴结亦无肿大。

如何诊断生殖器疱疹

患者一般有不洁的性生活史或性伴侣有感染生殖器单纯疱疹病毒的病史，且生殖器部位出现典型的皮损，如群簇性粟粒大小的

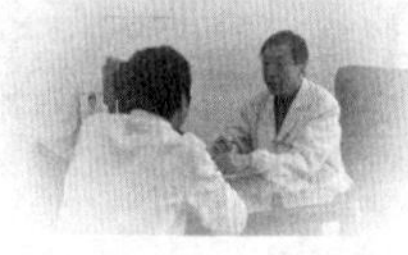

水疱、糜烂、溃疡，自觉有灼痛、瘙痒，伴有触痛性腹股沟淋巴结肿大，一般诊断并不困难。若自水疱底部取材，作组织培养分离出病毒，即可明确诊断。

如何治疗生殖器疱疹

生殖器疱疹的治疗方案包括一般治疗、抗病毒治疗和免疫治疗。

1. 一般治疗

一般治疗：防止继发感染，保持疱壁完整、清洁干燥，可采用等渗盐水清洗；继发细菌感染时，选用敏感抗生素治疗；局部疼痛明显则外用 5%盐水利多卡因软膏或口服止痛片。

2. 抗病毒治疗

抗病毒治疗：全身的抗病毒治疗能部分控制生殖器单纯疱疹病毒感染的症状和体征。首选无环鸟苷，5 mg/kg，1 次/8 小时，静脉滴注，7 天为一个疗程；250 mg，5 次/天，口服，5 天为一个疗程；局部可用 3%无环鸟苷软膏外搽，3～4 次/天。

3. 免疫治疗

免疫治疗：通过提高人体免疫力以达到控制复发的目的，可用干扰素治疗。

另外，由于本病很容易复发，反复发作常给患者带来烦恼和焦虑，故应耐心、细致地对患者进行心理治疗，鼓励患者增强信心，积极配合治疗。

性病性淋巴肉芽肿

什么是性病性淋巴肉芽肿

性病性淋巴肉芽肿是由沙眼衣原体 L1、L2、L3 三种血清型其中的一型感染所引起的慢性性传播疾病。临床特点分为 3 个阶段：早期为一过性外生殖器丘疹或疱疹样溃疡，中期为局部淋巴管和淋巴结化脓，晚期为发生外生殖器象皮肿或直肠狭窄。

性病性淋巴肉芽肿的临床表现有哪些

性病性淋巴肉芽肿临床上通常分为三期：原发性初疮、中期播散性淋巴结病变和晚期合并症。初疮为外生殖器皮损出现丘疹、小的疱疹样损害、糜烂或溃疡，常为单个或数个较小的皮损，无明显疼痛，愈合后不留痕迹，部分患者由于症状轻微、很快痊愈而没被注意。中期为初疮消退后 7～30 天，在其淋巴结引流的部位发生淋巴结炎，且感染可通过淋巴系统进一步扩散。此期可伴有不同程度的全身症状，如高热、畏寒、乏力、头痛和关节痛等。晚期感染者由于慢性淋巴瘀滞引起外阴部肿胀及硬化，即可出现生殖器象皮肿。肛周感染者由于慢性反复的肛周脓肿、肛瘘等的形成，最终导致直肠狭窄。

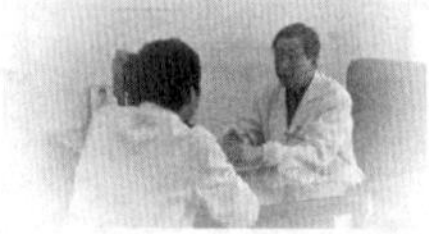

如何诊断性病性淋巴肉芽肿

患者一般有不洁的性生活史或性伴侣有感染沙眼衣原体的病史，且生殖器部位出现典型的皮损，如原发性初疮、中期播散性淋巴结病变和合并外生殖器象皮肿或直肠狭窄等。且活动性的性病性淋巴肉芽肿患者血清补体结合试验阳性，滴度常在1∶64以上，即可明确诊断。

如何治疗性病性淋巴肉芽肿

性病性淋巴肉芽肿若能得到及时有效的治疗不仅能消灭感染源，而且还能预防组织损伤进一步加重。本病的病原体是沙眼衣原体L1～L3血清型衣原体株，可选用以下任意一种药物：多四环素(强力霉素)100 mg口服，每日2次，服用21天，首次剂量加倍；或红霉素500 mg口服，每日4次，连服14天；或复方磺胺甲噁唑(复方新诺明)每次服用2片，每日2次，连服14天。许多病人尚需根据病情适当延长用药时间。若有腹股沟淋巴结脓肿形成者，需要及时切开引流。对于晚期合并外阴象皮肿或直肠狭窄者可做整形手术切除或扩张。

阴囊良性和恶性肿瘤

阴囊有哪些常见的良性肿瘤

常见的阴囊良性肿瘤有皮脂腺瘤、纤维瘤、脂肪瘤和血管瘤等，很少发生恶变。

阴囊皮脂腺囊肿主要是由于分泌物过多使皮脂腺口阻塞而形成囊肿，囊肿通常呈圆形或椭圆形，与皮肤粘连，单发，大小不一，也可数个融合在一起，有时合并感染而成脓肿。

纤维瘤为光滑或结节样肿块，质韧、活动，与周围组织无明显粘连。

脂肪瘤则质软，含纤维组织多时质地变韧。

血管瘤也是质地偏软的肿物，主要由扩张的血管团组成，有时界限不清，可深达会阴或盆腔。单个较小的阴囊良性肿瘤无须治疗。大的肿瘤须行单纯肿瘤切除术。

什么是阴囊鳞状细胞癌，阴囊鳞状细胞癌的病理生理是什么

阴囊鳞状上皮癌(简称为阴囊癌)是阴囊最常见的恶性肿瘤，病因尚不消楚，与职业因素有密切关系。因早年首先在扫烟囱工人中发现此病，因此有“扫烟囱者癌”之称。这些工人经常接触烟煤，可能是一种致癌因素；以后由于工业发达，石油、化工、石蜡、沥青及各种润滑油的广泛应用，尤其是机械工人操作与维修时，阴囊

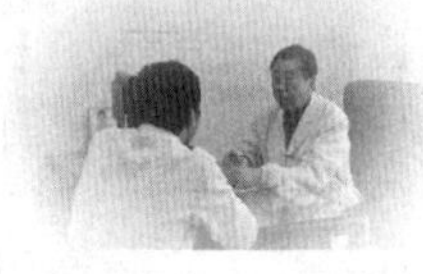

部经常接触这类物质，引起癌变。阴囊癌的潜伏期可长达 10～20 年，因此大部分患者的年龄在 50～70 岁。另外，阴囊癌患者往往伴有其他部位的癌肿，如皮肤癌、舌癌、胸腔肿瘤和胃癌等，其发生率可高达 30%～50%。

阴囊癌病理组织形态属鳞状细胞癌，呈菜花状，也可坏死脱落成溃疡，癌组织也同时向深层浸润性生长。镜下可见增生的上皮突破基底膜向深层浸润，形成不规则或条索形的癌巢。分化好的癌巢中，有相当于基底层的细胞排列在癌巢的外层，其内为相当于棘细胞层的细胞，细胞间可见细胞间桥，癌巢的中央可出现层状的角化物，称为角化珠或癌珠。分化差的癌巢中无角化珠形成，甚至也无细胞间桥。阴囊癌以局部浸润为主，晚期可发生淋巴或血行转移。

阴囊鳞状细胞癌的临床表现有哪些，如何诊断

阴囊鳞状细胞癌的临床表现早期为无痛性阴囊肿物，疣或丘疹样，进一步可呈菜花状，质地变硬。肿瘤的生长速度个体差异较大，有的可多年变化不大而突然生长速度加快。肿瘤的中央可出现坏死及溃疡，伴有感染时流脓血，味臭，局部疼痛。约 1/2～3/4 的患者就诊时有同侧腹股沟淋巴结肿大。晚期肿物可侵及阴茎及阴囊内容物，发生血行转移。全身症状不明显。

诊断：阴囊癌属表浅肿瘤，不难发现，但明确诊断需依赖病理学检查。为了更进一步明确癌肿的浸润深度及与周围组织的关系，必要时可行 B 超或 CT 检查。另外，阴囊癌伴有腹股沟淋巴结肿大者 60%～70%为炎症的结果，淋巴结活组织检查可明确其性质。

临床上将阴囊癌分为四期：

A 期：

A1 期：病变局限于阴囊。

A2 期：病变累及阴茎、精索或睾丸，但无淋巴结转移。

B 期：可切除的髂腹股沟或腹股沟淋巴结转移。

C 期：无法切除的髂腹股沟淋巴结转移。

D 期：远处转移。

阴囊鳞状细胞癌的治疗方法有哪些

手术切除是治疗阴囊癌的主要方法。手术范围包括距肿瘤基底 2 cm 的阴囊皮肤整块切除，尽量保留阴囊内容物，缺损的皮肤采用转移皮瓣法修复。伴有腹股沟淋巴结肿大者，应在明确病理的情况下决定清扫手术，可同期进行，也可在阴囊癌术后 2～6 周进行。放疗和化疗对阴囊癌的疗效差，可作为辅助治疗手段。阴囊癌术后无淋巴结转移者 5 年生存率可达 50%以上，转移者 5 年生存率仅 25%左右。

什么是阴囊基底细胞癌

阴囊基底细胞癌罕见，多发生于老年，由阴囊表皮原始上皮芽或基底细胞发生，癌巢主要由浓染的基底细胞样的癌细胞构成，癌巢外周细胞为柱状，呈栅状排列，中央的癌细胞呈多边形、圆形或梭形。

阴囊基底细胞癌的临床表现及分类有哪些

阴囊基底细胞癌多发于老年，开始为阴囊皮肤的丘疹或结节样

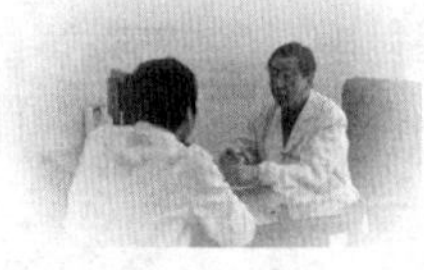

肿块，后逐渐增大破溃。本病有几种临床类型，最常见的是结节溃疡型，往往局部先形成一个丘疹，扩大成结节，以后可溃破形成侵蚀性溃疡；色素性基底细胞癌有黑色素，有时被误诊为恶性黑色素瘤；硬化性基底细胞癌如纽扣状或硬斑病的班块；浅型基底细胞癌发生于表皮内或紧贴表皮，犹如扁平瘢痕一样，可以是多发性。局部活检可明确诊断。本病很少发生远处转移。

阴囊基底细胞癌如何治疗

治疗阴囊基底细胞癌的首选治疗为手术切除，切除的范围应超过所见到肿瘤的边缘，因为肿瘤浸润的范围较肉眼所见的要大。另外，阴囊基底细胞癌对放疗也很敏感，尤其是硬化性类型，所以手术以后辅以放疗对消灭残留细胞、减少局部复发、提高治愈率很有帮助。由于病例数不多，放疗的剂量难以确定，可根据肿瘤的体积和范围适当选择。

阴囊炎性癌(Paget 病)

什么是阴囊 Paget 病，阴囊 Paget 病的病因及发病机制

阴囊炎性癌又称湿疹样癌，是由近代病理学之父 Paget 于 1874 年提出，故而又称阴囊 Paget 病，临床并不多见。阴囊炎性癌属于老年性恶性肿瘤，一般多在 50～60 岁以后发病，进展缓慢，有经历几年或十几年的病程。

本病的发病原因目前尚不十分清楚，多数认为与汗腺有关。可能的发病机制是：

(1) 根据 Paget 细胞和汗腺细胞在组化和超微结构方面的类似性以及 Paget 病多发生在汗腺区域这一事实推断本病为汗腺癌表皮内转移。

(2) 本病是由起源于胚胎细胞的恶性肿瘤转移所致，在癌肿和相邻表皮之间有一高危发病区。

(3) 认为 Paget 病是一种特殊类型的皮肤原位癌，进而蔓延至下方的汗腺导管。

阴囊炎性癌的病理特点是增生的表皮内有 Paget 细胞呈条索状、巢状、岛屿状弥漫性分布。Paget 细胞是圆形大细胞，未见细胞间桥，细胞质染色较浅，核大而不规则，可含有多个核仁或巨大核仁，核呈有丝分裂状。本病晚期时 Paget 细胞增多，但不进入真皮。出现表皮下方的 Paget 细胞常由基底细胞层与真皮隔开，真皮

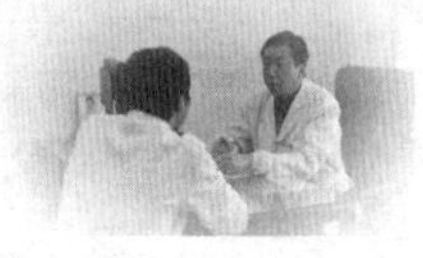

内可有炎性浸润。

阴囊 Paget 病临床表现有哪些

阴囊炎性癌以阴囊皮肤局限性红斑状皮损伴表面渗出、脱屑、结痂经久不愈为特征。初期为大小疱状皮疹，多因搔抓或摩擦溃破而渗液。数月或数年后病变逐渐扩大，可累及阴茎根部、会阴部等处。病变局部的另一特征是乳头状增殖与溃烂交替出现，表面覆有恶臭的分泌物，肿块的周边与正常皮肤有分界。由于局部表现为发红、颗粒状的炎症硬结，故称为炎性癌。又由于皮损处可出现糜烂、渗液、结痂等湿疹样损害，故又称湿疹样癌。

阴囊 Paget 病的治疗方法有哪些，预后怎样

早期手术切除是首选的治疗方法。切除范围应包括肉眼所见正常皮肤边缘外 2 cm 以上，深度至睾丸鞘膜层。手术切除后一般阴囊缝合无困难，若局部皮损大，可用转移皮瓣法修复。是否做腹股沟淋巴结清扫意见还不一致，因为炎症是引起淋巴结肿大的常见原因，而癌转移者仅占 12.5%，所以一般主张在淋巴结活检证实为转移后再行清扫。清扫的范围包括患侧睾丸、精索和腹股沟在内的广泛切除。对拒绝手术或其他原因不能施行局部大范围切除者，可试用 1% 5-FU 霜局部外用，可延缓疾病的发展。

放疗和化疗对阴囊炎性癌的效果不明显，而且不良反应大，一般不采用。

阴囊炎性癌进展缓慢，以局部浸润为主，发生转移晚，预后较好。局部复发者可再行手术切除。

睾丸疾病

睾丸的先天性疾病有哪些

很多人在新的生命诞生时只是关心男婴有没有阴茎，而忽视对睾丸的关注。其实，及时发现睾丸的先天性疾病对小孩的一生是极其重要的。

睾丸的先天性疾病是指由于遗传性的原因或胎儿发育期各种致病因素导致的睾丸疾病，主要为各种睾丸畸形，包括睾丸数量的异常(如无睾症、多睾症、单睾症、融睾症)、睾丸大小的异常(先天性睾丸发育不全)和睾丸位置的异常(隐睾、回缩性睾丸、横过异位性睾丸)。

正常男性睾丸的数量为两个。没有睾丸时为无睾症，这种情况十分罕见，可能是由于性腺未发育或在妊娠早期发生胚胎睾丸血管栓塞所致，常导致性别的异常，一般性功能也会受到明显影响。只有一个睾丸时为单睾症，发生率约占男性的 0.4%，可能伴有对侧隐睾。出现多个睾丸时为多睾症，大多是在无意中发现阴囊或腹股沟处有一包块时被诊断，多余的睾丸极少能正常发育，长期异位存在并萎缩的睾丸有恶变的可能。融睾症也称睾丸融合，是指两侧睾丸在腹腔内或阴囊内融合为一体，常合并其他严重的泌尿生殖系统畸形。

一个成年男性正常睾丸的体积应不小于 12 cm^3，如果睾丸先天

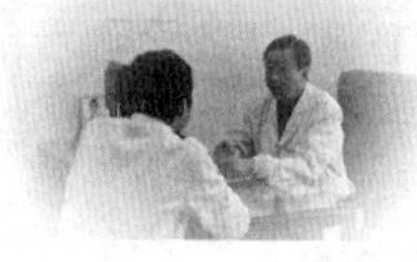

性发育不全而导致体积小于正常，为先天性睾丸发育不全。在胚胎时期由于血液供应障碍或在睾丸下降时发生扭转，可引起睾丸发育不全。在垂体功能减退时，由于促性腺激素分泌降低，也可发生继发性睾丸发育不全。

正常婴儿的睾丸处于阴囊内，但由于各种原因可使睾丸在胚胎期不能从腹膜后下降至阴囊内，导致睾丸位置的异常。常见的有隐睾，睾丸可位于腹部、腹股沟管内或外环口附近。回缩性睾丸是指睾丸已正常下降至阴囊，但在某些环境下如感到寒冷与恐惧时，提睾肌收缩亢进，睾丸可暂时被拉出阴囊，此时体检时阴囊空虚，有点与隐睾相似，但睾丸可被挤入并保持在阴囊内，尤其是提睾肌放松，例如洗热水澡时。

睾丸先天性疾病的治疗应根据疾病的具体情况来定。例如，无睾症和先天性睾丸发育不全的患者，应定期补充雄激素。对小儿隐睾患者，12 个月内可试行内分泌治疗，不成功时可行睾丸下降固定术，而成人隐睾患者由于睾丸发育不良且有恶变风险，多须行隐睾切除术。

睾丸先天性疾病的原因是什么

睾丸先天性疾病的发病原因主要包括染色体异常、内分泌异常及解剖学因素。例如，先天性睾丸发育不全，主要由染色体异常引起，患者青春期发育延迟，男性第二性征不明显，需要定期补充雄激素。先天性肾上腺皮质增生，导致肾上腺内合成大量雄激素，抑制了垂体分泌促性腺激素，进而抑制睾丸发育，患者表现为性早熟，但睾丸发育不良。胚胎期牵引睾丸降入阴囊的索状引带退变或收缩障碍、精索血管或输精管过短、腹股沟管狭小等解剖因素会导致睾丸不能顺利降入阴囊，导致隐睾。

什么是隐睾，隐睾分哪几种类型

在胚胎发育的早期，睾丸的位置在腹腔内，随着胚胎的发育，睾丸的位置由腹膜后逐渐下降至阴囊。若在下降过程中睾丸停留在任何中途部位，如腰部、腹部、腹股沟管内环、腹股沟管或外环附近，导致阴囊内睾丸缺如，则称为隐睾。临床上也称为睾丸下降不全或睾丸未降。

隐睾大部分为单侧，约 15%为双侧。隐睾可根据其所处的位置分为腹腔内隐睾(隐睾位于腹股沟管内环以上)、腹股沟管隐睾(隐睾位于腹股沟管内环和外环之间)、阴囊高位隐睾(隐睾位于腹股沟管外环以下)、异位隐睾和可回缩的隐睾。其中，腹腔内隐睾通常无法被触及，腹股沟管隐睾和异位隐睾可能被触及，阴囊高位隐睾则可以被触摸到。

隐睾的发病情况如何，什么因素会导致隐睾

隐睾是小儿泌尿生殖系统最常见的先天性畸形之一，早产儿隐睾的发病率约为 30%，足月产的男婴中约为 3%，其中大约 70%会在出生后 3 个月内下降至阴囊内。到 1 岁时约有 1%的男孩仍存在有隐睾的问题。还有研究发现，出生时体重少于 2 000 g 的男婴中隐睾的发生率为 7.7%，而出生时体重大于 2 500 g 的男婴中仅为 1.41%，说明出生时胎儿的体重与隐睾的发生有关。

导致隐睾的原因，总的来说仍不是十分清楚。目前认为隐睾的

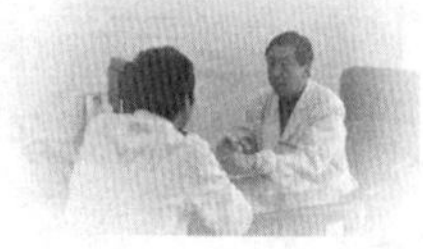

发生可能与内分泌因素和解剖学因素有关，可以是单一的，也可以是两种因素均有。

内分泌因素可能有雄激素分泌延迟、雄激素分泌不足、靶器官对雄激素不敏感等，这些因素导致胎儿发育过程中睾丸缺少下降的动力，不能由腹膜后下降至阴囊。

解剖学因素可能有睾丸引带过短、精索血管或输精管过短、腹股沟管狭小、阴囊发育不良、睾丸周围组织粘连等，这些解剖因素导致睾丸下降受到阻力，从而停留在下降路途中的某一位置。内分泌因素所致的隐睾多为双侧，单侧隐睾往往和局部解剖因素有关。

隐睾有什么临床表现，如何早期发现隐睾

隐睾的典型临床表现为患侧阴囊空虚、阴囊发育差，触诊阴囊内未扪及睾丸，可在腹股沟扪及睾丸样组织，但较健侧睾丸体积小。隐睾常伴有腹股沟斜疝。并发嵌顿疝、睾丸扭转时，可出现阴囊或腹股沟疼痛。隐睾恶变后，局部可出现肿块，且伴有疼痛。影像学检查如 B 超、CT 和放射性核素检查可帮助诊断隐睾。B 超是检查隐睾最为简便、快速的方法，不仅有助于腹股沟管隐睾的定位，还可以测量隐睾的大小，但难以辨别腹腔内的隐睾。CT 扫描有助于腹股沟管或腹腔内隐睾的定位，但有时诊断困难。放射性核素检查时，同位素标记的 HCG 与睾丸结合，γ 照相扫描可显示隐睾的位置所在，在 B 超和 CT 无法确诊时能起到作用。值得注意的是，睾丸的位置可受环境温度、精神因素的影响发生变化，在温热的环境和放松的心情下，睾丸容易降到阴囊底端，此时检查比较准确。

所以，当男婴出生后，应观察两侧睾丸是否下降至阴囊内，是

否可以触及。若触摸不到睾丸，则要怀疑隐睾的可能性，应该到医院就诊，必要时行 B 超等检查帮助诊断，否则容易导致延误诊断，患儿得不到及时治疗。

隐睾会伴随哪些并发症

隐睾可伴有下列并发症：

(1) 不育症：双侧隐睾的患者由于睾丸不在阴囊内，睾丸所处环境温度的升高可使睾丸生精上皮萎缩，阻碍精子产生，导致不育。

(2) 腹股沟斜疝：由于睾丸下降不全，导致鞘状突不能闭合，腹腔内容物落入阴囊导致斜疝。腹股沟斜疝是隐睾常见的并发症之一。

(3) 睾丸肿瘤：隐睾发生恶变的机会多于正常位置的睾丸，位置越高，隐睾发生恶变的概率越大。腹股沟型隐睾恶变的概率约为正常人的 4 倍，腹膜后高位隐睾恶变的概率达十倍以上。

(4) 睾丸扭转：由于睾丸未能下降人阴囊，某些情况下睾丸的移动度可能较大，容易发生精索扭转，导致睾丸血供受到影响。

(5) 睾丸外伤：位于腹股沟处的睾丸，介于耻骨与皮肤之间，因其位置表浅，且不像阴囊一样具有弹性，受到撞击时缺乏缓冲性，容易导致睾丸外伤。

(6) 精神创伤：由于阴囊内无睾丸，患者容易产生自卑，导致精神上的创伤。

正常情况下，睾丸的温度要比体温低 1～2 ℃。隐睾由于长期留在腹腔内或腹股沟管里，温度较阴囊内高，容易造成生精组织功能障碍，导致男性不育。另外，隐睾由于生长环境改变，发生恶变

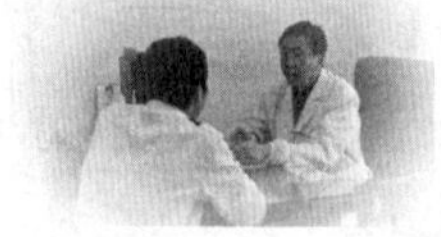

的概率较正常睾丸明显增高。因此，隐睾疾病应受到人们的重视。

隐睾的治疗方法有哪些

隐睾治疗必须在 2 岁以前完成。在新生儿期发现的隐睾可以定期观察，若 6 个月时睾丸还未降至阴囊内，则自行下降的机会已很小，应考虑治疗。治疗的方法主要包括内分泌治疗和手术治疗，目的在于让睾丸下降到阴囊内，改善生育能力，改变外观缺陷，减少睾丸恶变倾向。

1. *内分泌治疗*

内分泌治疗：对不伴腹股沟斜疝者应首选内分泌治疗。治疗多适用于 1 岁以内患儿，6 个月后即可开始使用。内分泌治疗的药物主要有绒毛膜促性腺激素(HCG)、促黄体生成素释放激素(LHRH)或者 LHRH＋HCG 联用。促黄体生成素释放激素使用量为 400 μg，喷鼻，3 次/日，共 4 周。绒毛膜促性腺激素使用量为 1 500 μg，肌内注射，隔日 1 次，共 9 次。两者联用时先用促黄体生成素释放激素 1.2 mg/日，分 3 次喷鼻，4 周后用绒毛膜促性腺激素 1 500 μg，肌注，1 次/周，共 3 次。还有其他一些药物如 LHRH 拟似物，使用后可增加生殖细胞及睾丸间质细胞(Leydig)的数量，并促进睾丸发育，尤其用于 7 岁前效果更好。

2. *手术治疗*

手术治疗：如内分泌治疗无效或并发斜疝或睾丸异位，都应于 2 周岁内手术。手术方式主要包括开放手术和腹腔镜手术，腹腔镜手术在诊治高位隐睾时有明显优势。手术的类型有睾丸下降固定术、睾丸切除术和睾丸自体移植。

隐睾手术治疗的指征、方法及效果如何

隐睾如内分泌治疗无效、合并腹股沟斜疝或睾丸异位，应行手术治疗。手术的目的是尽量将睾丸降入阴囊并固定，以利其发育和观察。隐睾手术最好在 2 岁前进行，青春期后行睾丸下降固定术对睾丸功能恢复的价值不大。

目前治疗隐睾的手术方式中最常用的是阴囊肉膜下睾丸下降固定术，手术时充分游离精索，将睾丸下拉至阴囊内，确保精索无张力，在阴囊肉膜层分离出一囊腔，将睾丸置入肉膜囊并固定，使睾丸不能回缩。若合并腹股沟斜疝则需要横断鞘状突，并游离至内环口予以结扎。若睾丸位置较高，可行一期或分期手术，或行睾丸自体移植术。若睾丸发育不良，需行睾丸切除术。

总体来讲，手术治疗隐睾的成功率较高，有报道睾丸一期下降固定术的成功率达 95%以上。隐睾手术对睾丸生精功能有保护作用，单侧或双侧隐睾在早期手术后均有助于精原细胞的发育和数量增加。治疗越早，效果越佳。隐睾手术治疗的效果还取决于术前睾丸的大小、位置、手术时患儿的年龄。睾丸体积较小，提示发育不良，术后睾丸功能恢复的可能性不大。隐睾位置越高，手术难度越大，手术的效果可能不如低位隐睾。

什么是腹腔镜治疗隐睾

腹腔镜是一种头端带有微型摄像头的器械，直径为 3～10 mm，制造气腹后将腹腔镜镜头插入腹腔内，使用冷光源提供照明，将腹腔镜镜头拍摄到的图像通过光导纤维实时传输至监视器上，医生将特殊的腹腔镜器械通过通道置入腹腔内，一边观看监视器屏幕显示

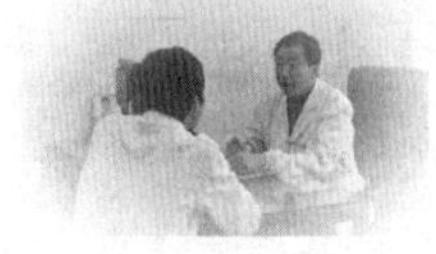

的图像，一边进行手术操作。腹腔镜手术对患者的创伤小，患者术后恢复快、住院时间短、手术瘢痕小，因此腹腔镜手术作为一种微创技术在目前临床上得到了迅速的发展。

目前腹腔镜已经广泛应用于腹股沟不可触及型隐睾的诊治。腹腔镜不仅可明确睾丸的位置，还可帮助选择下一步治疗方案，特别是对于合并其他畸形可以一并处理。例如，对存在卵黄管退化不全和两性畸形的患者能同时进行诊断和处理。在腹腔镜探查后，一般根据腹腔镜下见到的情况决定下一步治疗方案。如果精索血管和输精管在腹腔内呈盲端，不再进一步手术探查。如果在腹腔内发现睾丸，则根据睾丸的位置决定具体术式。若睾丸位置较低，可行腹腔镜下睾丸一期固定术；若睾丸位置高，则行分期或一期睾丸固定术。若睾丸发育不良，则行睾丸切除术。临床研究证明腹腔镜睾丸探查固定术是安全有效的，对于腹腔内低位隐睾，腹腔镜辅助下一期睾丸下降固定术效果明显优于常规手术。

隐睾对生育有什么影响

正常情况下阴囊的温度比体温低 2～3 ℃左右，这是确保精子发生的重要条件之一。隐睾由于长期留在腹腔或腹股沟管内，温度较阴囊内高，容易造成生精组织功能障碍，从而对生育造成影响。病理学研究显示，隐睾患者的睾丸活检可见生精小管发生退行性变，萎缩甚至纤维化，Leydig 细胞数目减少，睾丸内的精原细胞减少或转化受到影响，严重者精原细胞消失。隐睾的体积都普遍偏小，质地偏软，弹性差，睾丸的生精功能差，甚至没有生精功能。有人统计，双侧隐睾不育者达 90%以上，单侧隐睾不育者约 60%～85%，主要表现为少精症。这种睾丸的病理损害与睾丸的位置有关，位置越高者睾丸生精上皮受损越严重，不育的可能性越大。因此，隐睾会导致不育，尤其是双侧隐睾，需要及早治疗，恢复睾丸的生殖细胞数量及功能。

为什么小儿发现隐睾要尽早治疗

隐睾不仅可导致睾丸发育不良和不育症，还容易导致睾丸发生恶变，有时还并发腹股沟疝、睾丸扭转和外伤，因此必须及时治疗，延迟治疗会使睾丸产生不可逆的改变。隐睾患者由于睾丸不在阴囊内，睾丸所处环境温度的升高可使睾丸生精上皮萎缩，阻碍精子产生，导致不育。此外，隐睾还有导致睾丸肿瘤的可能性，其概率较正常人高 4～6 倍。而且隐睾位置越高，发生恶变的概率越大。即使睾丸行下降固定术后仍有发生恶变的可能。隐睾发生恶变的原因可能是隐睾的环境温度高于阴囊温度，生精细胞受到长期高温影响后发生基因改变，细胞发生癌变。我们临床上曾碰到青春期来就诊的患者，由于父母忽视，患儿幼时未接受治疗，来就诊时已为晚期精原细胞瘤，伴有全身多处转移，失去了治愈的机会，所以对隐睾患儿必须及早治疗。父母平时在孩子出生时，就应注意观察孩子的两个睾丸是否都在阴囊内，大小如何。若发现异常情况，应及时带孩子至医院进一步检查。6 个月后隐睾自动下降的可能性极小，1 岁以后隐睾几乎不会自动降入阴囊，因此半岁后就应积极治疗。2 岁后隐睾的生精上皮已出现了组织学的改变，所以对隐睾的治疗应在 2 岁以前完成。

睾丸炎症

什么是睾丸炎，它的病因是什么

在男性生殖系统感染中，睾丸炎是常见疾病，其发病率为12%～18%。睾丸炎是由各种致病因素引起的睾丸炎性病变，多发生于青年或中年人。睾丸是精子成熟的部位，又是精子储存的场所，所以称为男人的“宝库”。睾丸的炎症可影响睾丸功能，改变睾丸内环境，从而影响精子成熟，使其受精能力下降。炎症也可致附睾管堵塞，影响精子的输出，造成临床上不育。

男子的阴囊里长着两个睾丸，但除了睾丸之外还长着两个附睾，附睾为一对细长扁平的器官，与睾丸一起系于精索下端。它紧挨着睾丸生长，分头、体、尾3部分，头部与睾丸相通，尾部连着输精管。每当身体抵抗力低下时，大肠埃希菌、葡萄球菌、链球菌等致病菌便会乘从输精管逆行侵入附睾引发炎症。

常见的病因包括：

(1) 继发于前列腺炎或尿路感染。

(2) 前列腺、尿道手术后尿中可能带菌8～12周，在排尿时尿液反流进入射精管内，引起逆行感染而导致睾丸炎。感染也可通过周围淋巴管侵入附睾。

(3) 无菌尿反流进入射精管导致化学性睾丸炎。近来研究发现，尿液可反流入精囊腺内。

睾丸炎的常见类别有哪些

1. 急性非特异性睾丸炎

急性非特异性睾丸炎多发生在尿道炎、膀胱炎、前列腺炎、前列腺增生电切手术及长期留置导尿管的患者。感染经淋巴或输精管扩散至附睾引起附睾睾丸炎，常见的致病菌为大肠埃希菌、变形杆菌、葡萄球菌及铜绿假单胞菌等。细菌可经血行播散到睾丸，引起单纯的睾丸炎。但睾丸血运丰富，对感染有较强的抵抗力，故这种情况较少见。其主要症状特点是：发病急、多高热、寒战、患侧阴囊胀痛，沉坠感，下腹部及腹股沟部有牵扯痛，站立或行走时加剧。患侧睾丸肿大，有明显压痛，多伴有患侧的精索增粗，也有压痛。一般情况下，急性症状可于 1 周后逐渐消退。

2. 慢性非特异性睾丸炎

慢性睾丸炎多由非特异性急性睾丸炎治疗不彻底所致，也可由于霉菌、螺旋体、寄生虫感染造成。例如，睾丸梅毒，既往有睾丸外伤者，可发生肉芽肿性睾丸炎。一般无全身症状，患者常感患侧阴囊隐痛，胀坠感，疼痛常牵扯到下腹部及同侧腹股沟，有时可合并有继发性的鞘膜积液。检查时附睾常有不同程度的增大变硬，有轻度压痛，同侧输精管可增粗。常经数月以致 1～2 年后，才形成脓肿，溃后流出稀脓，有时可形成瘘管，难以愈合。

3. 急性腮腺炎性睾丸炎

病毒性睾丸炎多由腮腺炎病毒引起，主要由血行传播，是流行性腮腺炎的常见并发症，能引起睾丸的软化和萎缩，如累及双侧可致男性不育。在炎症过程中附睾可同时受累。该病易发生于青春期，严重者有睾丸萎缩和不孕等后遗症及肿瘤的发生。一般发生在腮腺

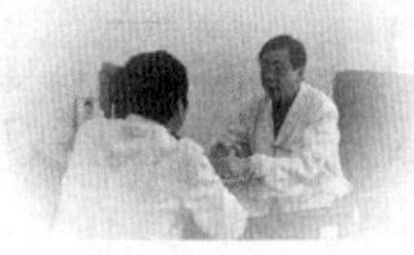

炎发生后 3～8 天内出现，高热并显著虚脱，阴囊皮肤红肿伴压痛明显，无尿路症状。

睾丸炎有哪些临床表现

睾丸炎多单侧发病，急性期表现为高热、寒战，所有患者都表现为阴囊不同程度的肿大，伴有疼痛，睾丸痛向腹股沟放射，其他还伴有恶心呕吐、排尿困难、乏力、血尿等。阴囊皮肤发红、水肿，睾丸肿大，触之有热烫感，压痛明显，多伴有附睾及输精管增大增粗，鞘膜无明显积液。

“蛋痛”的常见原因

睾丸痛的原因有很多，其中以睾丸炎最为常见，睾丸炎是男性生殖系统的常见炎症，是由多种致病因素引起的睾丸炎性病变，可以经尿道、精囊、输精管、附睾逆行感染侵入睾丸，是男性不育症常见病因之一。在没有外伤的情况下，男性朋友一旦发生睾丸痛，应首先考虑是不是患了急性非特异性睾丸炎，该病多发生于尿道炎、膀胱炎、前列腺炎、前列腺增生切除术后及长期留置导尿管的患者。睾丸痛还可能是慢性睾丸炎引起，也可因霉菌、螺旋体、寄生虫感染造成。例如，睾丸梅毒，以前有过睾丸外伤者，还可能发生肉芽肿性睾丸炎。

睾丸扭转也是睾丸痛的主要原因之一，该病起病急骤，来势凶猛，常会出现一侧睾丸和阴囊剧烈疼痛，疼痛还会向下腹和会阴部发展，同时可能伴有呕吐，恶心或发热，阴部出现红肿和压痛。由于精索也随睾丸扭转，精索内的血管被阻断，睾丸缺乏血液供应，如不及时治疗睾丸会发生缺血性坏死，逐渐萎缩失去功能。虽然有少数患者在发生睾丸扭转后能侥幸自行复位，但是今后睾丸扭转和睾丸痛会反复发作，同样令人苦不堪言。

睾丸扭转关键在于早期诊断和早期治疗，扭转时间在 4～6 小时，可通过手术将睾丸与精索复位后能重新恢复睾丸的血液供应，超过 6 小时后睾丸因缺血造成坏死，即便进行手术复位也很难复原，只能将丧失功能的睾丸切除。因此，出现睾丸痛后千万不能掉以轻心！

睾丸炎是如何确诊的，需要和哪些疾病作鉴别诊断

(1) 有尿路感染病史，例如尿道炎、膀胱炎、前列腺炎，或前列腺电切手术及长期留置导尿管的患者。

(2) 临床表现：睾丸炎多单侧发病，急性期表现为高热、寒战，所有患者都表现为阴囊不同程度的肿大，伴有疼痛，睾丸痛向腹股沟放射，其他还伴有恶心呕吐、排尿困难、乏力、血尿等。阴囊皮肤发红、水肿，睾丸肿大，触之有热烫感，压痛明显，鞘膜无明显积液。

(3) 实验室检查：血白细胞计数增高，中性粒细胞增高；尿液检查，可见镜下血尿和白细胞，急性期尿中可查到致病菌。

(4) 彩色多普勒超声(CDFI)检查：通过 CDFI 检查显示阴囊内容物的解剖影像，可见睾丸附睾血运增加，体积增大，轮廓较清楚，形态不规则，大多数内部呈低回声，可将附睾与睾丸肿胀及炎症范围显示出来，有助于本病的确诊。对于睾丸肿大及疼痛者，首选的检查方法是 CDFI 超声检查。此方法无创伤，方便，可动态观察，

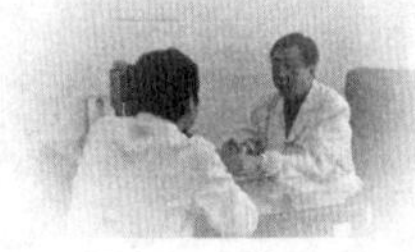

方法使用，对于睾丸扭转和睾丸炎症的诊断和鉴别诊断更有重要价值。但睾丸炎症引起睾丸梗死时睾丸内血流信号消失，附睾水肿时可压近睾丸动脉使血流信号减弱，此时要结合临床仔细分析。

睾丸炎需要与以下疾病进行鉴别诊断：

1. 结核性附睾炎

结核性附睾炎很少伴有疼痛及发热，在触诊时附睾可与睾丸界限清楚，结节多位于附睾头部，质硬，表面不平，输精管呈串珠状，前列腺表面高低不平，两侧精囊增厚，尿液与前列腺液培养可找到结核杆菌。

2. 睾丸肿瘤

睾丸肿瘤为睾丸的无痛性肿块，当肿瘤内出现急性出血时，可使睾丸白膜因张力忽然增加出现睾丸附睾疼痛。触诊时附睾可与睾丸界限清楚，阴囊 B 超及 CT 检查有助于诊断。如存有疑问，可查绒毛膜促性腺激素，约 15%的睾丸肿瘤可阳性。

3. 睾丸扭转

睾丸扭转常见于青春期前儿童，有时也可见于年轻人。睾丸扭转早期附睾可在睾丸前侧扪及，睾丸向上回缩。后期附睾及睾丸均增大、压痛，阴囊皮肤水肿。Prehn 征(阴囊抬高至耻骨联合处，如疼痛减轻，则为睾丸附睾炎；如疼痛加重则为睾丸扭转)阴性。睾丸超声检查可测定睾丸内有无血流信号，对鉴别睾丸扭转有重要意义。

4. 急性附睾炎

睾丸损伤可致急性附睾炎，但有明确的外伤史和无脓性尿液可帮助鉴别。

5. 腮腺炎性睾丸炎

腮腺炎所致的睾丸炎通常伴有腮腺炎，往往无泌尿系统症状尿沉渣内无脓细胞和细菌。

如何治疗睾丸炎

1. 一般治疗

卧床休息，使用阴囊托抬高患侧睾丸，局部冰敷或热敷以减轻症状。

2. 抗生素和非类固醇消炎药物的使用

急性睾丸炎的致病菌主要有大肠埃希菌、假单胞菌属，抗菌药物的选择应按照细菌培养及抗菌药物敏感实验来决定。原则上使用抗菌素以静脉点滴为主，体温正常后改口服药，以防止化脓性睾丸炎及睾丸脓肿的发生。

3. 手术治疗

手术时机的选择应根据保守治疗的效果，对那些经严格保守治疗而睾丸肿胀无减轻趋势者，应积极手术治疗。急性附睾睾丸炎可引起精索血运障碍，而血运障碍可加重附睾睾丸炎的程度，延缓炎症恢复甚至造成睾丸梗死。因此，保守治疗效果不佳者应积极行阴囊探查术，以防止精索血运障碍。

4. 其他治疗方法

皮下环精索封闭法：用 2%利多卡因 5 ml、地塞米松 5 mg 和阿米卡星 0.2 g 或庆大霉素 8 万 U 的混合液在患侧皮下环精索周围注射，1 日 1 次，3 日后改隔日注射，根据病情情况注射 3～6 日。采用局部药物封闭治疗可以使药物更容易扩散到睾丸血管丛中，病变部位可以迅速达到相当较高的血药浓度，从而迅速缓解临床症

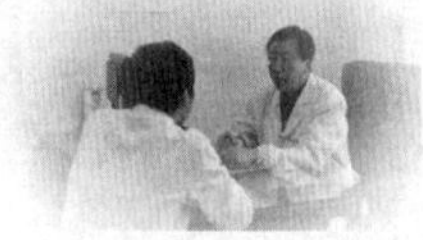

状。其中局麻药可改善疼痛症状，并扩张血管，改善睾丸的血液循环；激素药物可起到抗炎，减轻局部组织的血肿，减少炎症粘连的作用。此操作可作为门诊药物治疗的补充。

睾丸炎的预后怎么样

1. 治愈

临床症状、体征消失，睾丸无萎缩，无鞘膜积液存在，体温正常，血白细胞计数正常。

2. 有效

临床症状减轻或消失，睾丸肿块缩小，压痛减轻或压痛。

3. 无效

临床症状、体征无改善，或病情加重，形成睾丸脓肿。抗感染和局部理疗常能取得很好的治疗效果，但仍有部分患者采取保守治疗效果不佳，病程迁延数周，睾丸肿痛，体温无变化，最终导致睾丸萎缩。

睾丸炎的预防和保健有哪些

睾丸炎的患者除了积极治疗外，下面的预防和保健的措施是非常重要的：

(1) 作为男性生殖系统重要器官，睾丸时常被忽略，男性要注重自己的睾丸保养。男性可在洗澡时或睡前双手按摩睾丸，如在按摩时发现有异疼痛感或扪及发现异常块状物，可能为睾丸炎或附睾炎，应及时到正规医院检查，以防重大疾病“漏网”，给健康造成极大的危害。

(2) 急性腮腺炎性睾丸炎双侧病变可以引起生精活动不可逆的破坏甚至睾丸萎缩，导致男子不育症。因此，在急性腮腺炎发病时加强对睾丸的“监护”，出现阴囊异常肿大疼痛现象尽早就诊，以免延误治疗时机。

(3) 应该多吃新鲜蔬菜与瓜果，增加维生素 C 等成分摄入，以提高身体抗炎能力。

(4) 少吃猪蹄、鱼汤、羊肉等所谓的“发物”，以免因此而引起发炎部位分泌物增加，睾丸炎进一步浸润扩散和加重症状。

(5) 注意不要吃辛辣刺激食物，不要吸烟喝酒，不要久站久坐，不要过度性生活，不要频繁自慰等。

急性腮腺炎性睾丸炎

什么是急性腮腺炎性睾丸炎

急性腮腺炎性睾丸炎多由腮腺炎病毒引起，主要由血行传播，是流行性腮腺炎的常见并发症，能引起睾丸的软化和萎缩，如累及双侧可致男性不育。在炎症过程中附睾可同时受累。本病易发于青春期，而近年来流行性腮腺炎引起的睾丸炎发病率有增高趋势，青少年甚至3岁儿童也有报道，且睾丸萎缩和不育等后遗症及肿瘤的发生率增加。

为什么腮腺炎容易并发睾丸炎

流行性腮腺炎，是由腮腺炎病毒引起的急性呼吸道传染病，散发或流行，多发于冬春季节，通过空气中的飞沫传播，常见于儿童。感染上腮腺炎病毒后，潜伏期约2～3周，发病时全身发热，倦怠，头痛，食欲缺乏，随即出现腮腺肿大，先发生于一侧，1～2天后波及对侧，典型表现是单侧或双侧耳垂的前、后及下方肿胀，疼痛，尤以咀嚼、张口或进酸食时明显，皮肤不红，局部质韧，有触痛，颌下腺及舌下腺也常肿大，约经1～2周后消退痊愈。

腮腺炎病毒经呼吸道传染，通过血行传播，在引起腮腺炎后，因腮腺与睾丸的基膜相似而继发睾丸自身免疫反应而致睾丸炎。合并睾丸炎者可占腮腺炎患者的1/5～1/4，其中有2/3为单侧患病，

1/3 为双侧患病。发病时间持续 3～5 天，重者可达 2 周。发生在青春期后的睾丸炎可导致睾丸曲精细管上皮细胞和间质细胞受到病毒的不可修复的损伤，严重时可造成睾丸萎缩。

如何诊断急性腮腺炎性睾丸炎，需要和哪些疾病进行鉴别

1. 急性腮腺炎性睾丸炎的诊断主要依据

(1) 有腮腺炎病史，多在腮腺炎后 3～8 天出现。

(2) 症状：睾丸疼痛，可伴发热，寒战，恶心，呕吐等全身症状，体温可达 40 ℃并伴有明显虚脱。与附睾炎不同的是无明显排尿症状。

(3) 体征：体查可发现腮腺炎或其他感染病灶，腮腺肿胀，腮腺口红肿，按压有分泌物出现，阴囊出现红斑或水肿有一侧或双侧睾丸增大并触痛明显。

(4) 实验室检查：血白细胞计数可增高，尿液分析多为正常，有时可见蛋白或镜下血尿。此外，用荧光免疫技术可检测到血清中的病毒抗体。

(5) 辅助检查：彩色多普勒 B 超检查是有效的辅助诊断手段，可以排除睾丸及附件扭转，同时证实睾丸及附睾的炎症。

2. 急性腮腺炎性睾丸炎应与急性附睾炎、睾丸扭转等疾病相鉴别诊断

(1) 睾丸扭转：表现为突发性的阴囊肿大、疼痛伴明显的触痛，但无腮腺炎病史，托起阴囊疼痛未见减轻，反而加剧，无发热。彩色多普勒检查可见睾丸血流灌注减少或消失。

(2) 急性附睾炎：急性附睾炎可有突发性的阴囊肿大、疼痛伴

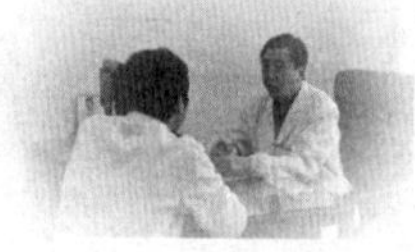

明显的触痛，但无腮腺炎病史。但最初仅附睾肿大，睾丸可正常或稍硬。当附睾炎症波及睾丸时，睾丸与附睾之间的边界不清，均有触痛。

(3) 急性化脓性睾丸炎：可表现为突发性的阴囊疼痛、肿大，但无腮腺炎病史，通常睾丸、附睾肿大且界限不清，应用抗生素治疗有效。

(4) 嵌顿性斜疝：可表现为突发性的阴囊疼痛、肿大。既往有腹股沟斜疝的病史，嵌顿后可出现腹胀、呕吐。体格检查可扪及阴囊内肿块及正常的睾丸。

如何治疗急性腮腺炎性睾丸炎

急性腮腺炎性睾丸炎的治疗主要有：

(1) 以对症治疗为主：包括卧床休息，局部冷敷或热敷，抬高阴囊以减少睾丸疼痛不适，根据情况可使用止痛剂和退热药。抗生素对本病无效。

(2) 肾上腺皮质激素的使用。

(3) 1%利多卡因 20 ml 低位精索封闭，改善睾丸血流，保护生精功能。

(4) 重组干扰素 α-2β：治疗流行性腮腺炎性睾丸炎采用的重组干扰素 α-2β 是一种高活性、多功能诱生蛋白，它对多种 RNA 病毒均有抑制作用。它不仅能有效地抑制病毒的复制，起到杀灭作用；同时还有明显的免疫调节作用和增强巨噬细胞吞噬的作用。应用干扰素后机体内大量增加的 T 细胞与体液免疫的联合作用，能迅速将病毒消除，阻止其侵入其他脏器，从而避免或减轻脏器的器质性损害，进而达到治愈目的。重组基因干扰素是应用重组 DNA 技术生产的制剂，由于其纯度高，活性易于标化，不良反应较轻，有逐渐取代人白细胞干扰素之势。重组干扰素最大的优点是既能控制病毒的急性感染，又能减轻由抗原体复合物引起的组织损伤。

为什么腮腺炎性睾丸炎会导致男性不育

腮腺炎性睾丸炎主要表现为睾丸肿胀疼痛，红肿发热，继发于腮腺炎之后。据统计流行性腮腺炎引起的睾丸炎约有 30%的患者精子发生不可逆的破坏，受累睾丸高度萎缩，如双侧感染，睾丸可萎缩，引起精子生成障碍不育症，但雄激素功能一般是正常的。

一般来说，腮腺炎对于儿童的影响有限，由于幼儿的睾丸尚未发育成熟，即使发生了腮腺炎也不易并发腮腺炎性睾丸炎，因此到了成年一般不影响生育能力；但是在青春期以后发生腮腺炎，后果就比较严重了，因为腮腺炎病毒往往会侵犯双侧睾丸，可以损害睾丸内产生精子的曲细精管，使生精细胞、精子的活动力和精子的数量受到影响，造成程度不同的生精障碍。这种生精上皮的严重受损，可持续到病后 9 个月之久。病毒感染严重的，可能使睾丸萎缩，丧失生精能力，导致不育，给家庭带来遗憾。

所以需要提醒大家，一定要警惕腮腺炎问题，特别是青春期的男性。如果出现了睾丸异常的情况，就应该立刻到医院进行检查，否则可能引起严重的后果。

睾丸损伤

睾丸损伤的原因有哪些

男性的睾丸处在阴囊内，由于阴囊的保护作用，睾丸损伤的发生率较低，但在某些情况下仍然会发生睾丸损伤。

睾丸损伤主要是由直接暴力所致，可分为挫伤、裂伤、脱位和扭转 4 种类型。睾丸受到间接或者直接的挤压、撞击可以引起挫伤和裂伤。睾丸因受某种暴力打击，脱位离开阴囊至其他部位称为睾丸脱位，是比较少见的一种睾丸损伤，睾丸可脱位至腹股沟管内甚至腹腔内。睾丸扭转是指在外力作用下精索扭转导致睾丸的血供受到影响。此外，还有各种锐器刺伤导致的睾丸贯通伤、睾丸穿刺活检术引起的医源性创伤。睾丸损伤多为单侧，双侧同时受累者少见。

睾丸损伤有哪些临床表现

睾丸损伤的临床表现主要为有阴囊局部外伤史，受伤后出现阴囊局部疼痛，痛感可放射至下腹部。疼痛时还可伴有恶心或呕吐。阴囊肿大，皮下见瘀斑，睾丸肿胀，压痛明显。睾丸破裂时，睾丸界限不清。睾丸脱位时局部检查可发现阴囊空虚。睾丸扭转时，睾丸升高呈横位或附睾位于睾丸前方，上抬阴囊和睾丸时疼痛加重。开放性损伤时则有阴囊皮肤裂伤、出血，睾丸白膜破裂后可见睾丸内部生精组织外露。此外，睾丸损伤常伴有鞘膜积液、鞘膜积血或阴囊血肿。根据上述受伤后的临床表现，结合睾丸外伤的病史，应考虑睾丸损伤的可能，及早至医院就诊。

睾丸损伤该如何治疗

睾丸轻度挫伤时，患者应卧床休息，托起阴囊，局部冷敷。严重挫伤者，为减轻疼痛，可考虑口服止痛药或行精索封闭。患者应及时应用抗生素预防继发感染。当睾丸裂伤有较大鞘膜积血或阴囊血肿且有增大倾向时，应尽早行手术探查、止血、清除血肿，缝合裂伤的睾丸白膜，并行阴囊引流。睾丸脱位者，应尽早行手术复位并作睾丸固定。睾丸扭转者，当扭转不超过 6 小时，可先试行手法复位；若手法复位失败，可行开放手术探查，使扭转的睾丸复位并固定睾丸。当扭转超过 6 小时，睾丸发生坏死萎缩的可能性较大。睾丸开放性损伤者应马上就医，行清创术，清除坏死组织与异物，并尽量保留存活的睾丸组织，以保留睾丸的生精和内分泌功能。睾丸损伤严重者无法修补、供血障碍者可考虑行睾丸切除术。睾丸损伤治疗后应定期门诊随访，检查睾丸的位置、大小、质地，并行精液分析，询问性生活及生育情况。

鞘膜积液

什么是鞘膜积液

在正常情况下睾丸鞘膜内含有少量液体，可通过精索内静脉和淋巴系统以恒定的速度吸收，但是当鞘膜或睾丸、附睾等发生病变时，液体分泌和重吸收之间的平衡被破坏，鞘膜囊内积聚过多的液体而形成囊肿，称之为鞘膜积液。鞘膜积液可发生于各年龄段，据研究显示新生儿鞘膜积液占足月男婴的 80%～94%，随着年龄的增加，鞘膜积液可被吸收缓解，成人阶段鞘膜积液的发病率只有 1%左右。

鞘膜积液是如何产生的，它有哪些常见的发病原因

怀孕时在母体内男性胎儿睾丸并非长在阴囊内，而是位于后背两侧的肾脏旁，一般在妊娠晚期或者部分新生儿在出生后睾丸才逐渐下降至阴囊内。当睾丸从腹膜后间隙下降时，附着于睾丸的腹膜形成“盲袋”，也同时经腹股沟管下移进入阴囊构成鞘状突，在发育过程中，大部分宝宝的鞘状突均于胎儿出生前就会闭合，不与腹腔相通。但是也有部分宝宝的鞘状突未完全闭合留下细小腔隙，与腹腔相通，腹腔内渗出的液体就会顺着这个腔隙进入阴囊。此外，正常睾丸鞘膜囊内也有少量液体，约 2～3 ml，供润滑、保护睾丸用，鞘膜具有分泌功能，鞘膜的浆膜面可分泌液体，并且可通过精

索内静脉和淋巴系统以恒定的速度吸收，但是当分泌增加或吸收减少时，鞘膜囊内积聚的液体超过正常量，天长日久，积少成多，就形成了鞘膜积液。

鞘膜积液按照成因分为原发性和继发性鞘膜积液。前者是临床上最常见的，病因不清，病程缓慢，可能是鞘膜分泌与吸收功能失去平衡所造成。后者则多伴有基础疾病，如急性者见于睾丸炎、附睾炎、睾丸扭转、外伤或高热、心衰等全身疾病；慢性者则多无明显诱因，可见于阴囊慢性损伤或腹股沟区淋巴、静脉切除等局部手术后，或并发于阴囊内某些疾病，如肿瘤、梅毒、结核等。在热带和我国南方地区由于地域性疾病如血吸虫病、丝虫病也可引起鞘膜积液。

鞘膜积液的分类及各自的特点

先天性鞘膜积液系鞘状突未闭而引起，依据鞘状突在不同部位的闭合不全，鞘膜积液可分为以几种类型。

1. 睾丸鞘膜积液

鞘状突闭合正常，睾丸固有鞘膜内有积液形成，这是最常见的一种，呈球形或卵圆形。由于睾丸、附睾被积液包裹，体检时常不能触及睾丸。

2. 精索鞘膜积液

鞘膜的两端闭合，而中间的部分未闭合且有积液，囊内积液与腹腔和睾丸鞘膜腔都不相通，又称为精索囊肿。在囊肿的下方扪及正常的睾丸、附睾；若牵拉同侧睾丸，可见囊肿随之上下移动。

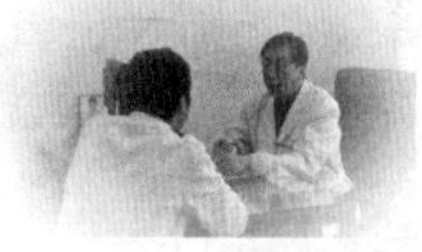

3. 混合型鞘膜积液

睾丸及精索鞘膜积液同时存在，但并不相通。

4. 睾丸、精索鞘膜积液(婴儿型)

鞘状突仅在内环处闭合，精索部未闭合，积液与睾丸鞘膜腔相通。

5. 交通性鞘膜积液

由于在发育过程中鞘状突的闭塞出现异常，睾丸鞘膜腔内的积液可经过一小管道与腹腔相通，又称为先天性鞘膜积液，如鞘状突与腹腔间的通道较大，肠管和网膜也可进入鞘膜腔，即为先天性腹股沟疝。

如何确诊鞘膜积液，需要和哪些疾病进行鉴别

依据典型的临床表现和病史，鞘膜积液诊断并不困难。

1. 临床表现

鞘膜积液一般无全身症状，主要表现为阴囊内有囊性肿块，呈慢性无痛性逐渐增大。积液量较少时，无任何不适；积液量较多时，才感到阴囊下坠、胀痛和牵拉感。积液特别巨大时，可使阴茎移位缩入皮下，影响排尿、行走和劳动。

2. 体征

睾丸鞘膜积液多呈球形或卵圆形，表面光滑并有弹性和囊样感，无压痛，触到睾丸和附睾。如肿块只局限于精索部，其体积一般较小，呈卵圆形，肿块与睾丸有明显分界，牵拉睾丸，肿块随之移动者为精索鞘膜积液。睾丸、精索鞘膜积液时阴囊及腹股沟区有梨形肿物，一般睾丸无法摸清。交通性鞘膜积液立位时患者睾丸肿大明显，而卧位时积液流入腹腔，鞘膜囊缩小或消失，睾丸也可以

摸到。

3. 透光试验

透光试验即在暗室里用黑色纸筒罩于阴囊，从阴囊的肿物下面用手电筒向上照射，由于鞘膜积液的阴囊里面含的是液体，可以透光，即透光试验阳性，所以在阴囊表面看到皮肤及阴囊内组织呈红色，而睾丸不会透光，呈黑色阴影。若积液为脓性、血性或乳糜性，则透光试验为阴性，但透光试验也可能出现假阳性或假阴性结果。

4. B 超检查

B 超检查有助于了解肿块的大小、形状和性质，对诊断和鉴别诊断有所帮助。

根据症状、体征，诊断鞘膜积液通常不困难，但应与下列疾病鉴别：

(1) 腹股沟斜疝：阴囊内可触及肿物，有时体检可发现肠型，闻及肠鸣音，平卧位时阴囊内肿物可回纳(除非发生嵌顿)，咳嗽时内环处有冲击感，透光试验阴性。

(2) 睾丸肿瘤：阴囊内实性肿块，质地坚硬，患侧睾丸有沉重感，掂量时犹如秤砣，透光试验阴性。

(3) 精液囊肿：位于睾丸上方，附睾头部，多成圆形，体积较小，一般在 2 cm 左右，可清楚摸到睾丸，诊断性穿刺可抽出乳白色液体，内含死精子。

(4) 鞘膜积糜：阴囊穿刺可抽到液体，通常液体为淡黄色，如因丝虫病引起，积液可能为乳白色乳糜。

(5) 鞘膜积血：如果由外伤或出血性疾病所致的鞘膜积液，液体带血性，或全是血液，透光试验阴性。

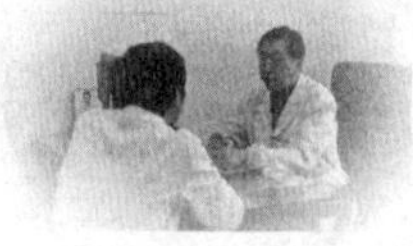

小儿鞘膜积液该如何治疗

小儿鞘膜积液的常用手术方式是鞘状突高位结扎术，即切开腹股沟管，寻找未闭的鞘状突，游离至内环高度后，结扎鞘状突管。但该手术破坏了腹股沟管的生理解剖，创伤较大，容易损伤精索，术后易出现血肿，阴囊水肿及复发等并发症。目前多采用腹腔镜鞘状突高位结扎术，手术创伤小，术后并发症少，患儿恢复快，切口瘢痕小。

鞘膜积液的治疗方法有哪些

鞘膜积液的治疗方法主要有非手术治疗和手术治疗。

1. 非手术治疗

非手术治疗适用于病程缓慢，积液少、张力小而长期不增长，且无明显症状者。针对原发性疾病的治疗成功后，鞘膜积液往往可以自行吸收而无须手术。

2. 手术治疗

手术治疗是睾丸鞘膜积液最安全可靠的方法，2 岁以下的婴幼儿的鞘膜积液多能在发育过程中自行吸收，有自愈的可能，暂不需要处理，只需要定期复查即可。但是如果积液量大而没有明显自行吸收者，或者伴有先天性腹股沟疝，或者考虑睾丸有病变可能的患儿应早期手术；2 岁以上的患儿有交通性鞘膜积液或较大的睾丸鞘膜积液并且有临床症状影响生活质量，就需要去泌尿外科进行手术治疗了，但应排除附睾炎及睾丸扭转等引起的鞘膜积液。手术方式有：

(1) 睾丸鞘膜翻转术。

(2) 睾丸鞘膜折叠术。

(3) 鞘膜切除术。

(4) 交通性鞘膜积液常采用腹股沟斜切口，或者腹腔镜手术。

(5) 精索鞘膜积液要将囊肿全部剥离切除。此外，还有穿刺抽液，穿刺吸出液体后再注入硬化剂，使得鞘膜壁层与脏器产生粘连。

鞘膜积液对男性有哪些危害

鞘膜积液一般对人体没有明显的危害，也不会影响生育。但睾丸周围的鞘膜积液压迫睾丸，影响血液循环，影响生精功能。鞘膜积液过大，有可能影响性生活。继发于结核、睾丸炎等疾病者，有可能影响生育。

如何早期发现鞘膜积液

鞘膜积液发生于体表，不难发现。如果发现男宝宝的蛋蛋时大时小就可以考虑鞘膜积液。鞘膜积液主要表现为阴囊内或腹股沟区有一囊性肿块，少量鞘膜积液常无明显不适症状，易被忽略。积液量较大时，患者常感到阴囊下垂、发胀、精索牵引痛等，巨大睾丸鞘膜积液时，阴茎常缩入包皮内，影响排尿和性生活，行动也会不方便，更易被发现。体检可发现睾丸鞘膜积液的肿物位于阴囊内，呈卵圆形或梨形，皮肤可呈蓝色，肿物质地较软，有弹性和囊性感，触摸不到睾丸和附睾；精索鞘膜积液位于腹股沟或睾丸上方，与睾丸有明显分界，肿物可上下移动，下方可触及睾丸和附睾；交通性鞘膜积液时，卧位时或挤压积液囊肿物可缩小或消失。如果出现上述的表现，结合透光试验就可初步诊断鞘膜积液，患者就需到泌尿外科进行进一步检查。

睾丸扭转

什么是睾丸扭转，睾丸扭转的发病率及危害

睾丸扭转又称精索扭转，因精索自身扭转导致睾丸血液循环障碍，引起睾丸部分或完全缺血、坏死。

睾丸定居在阴囊内，左右分别通过一条叫做精索的组织与身体相连，精索内有为睾丸提供血液循环的血管，所以精索是睾丸的命脉。睾丸通过被称为睾丸系膜的组织与阴囊相连，由睾丸系膜将睾丸固定于阴囊。有的胎儿在发育时就会产生一侧或两侧睾丸系膜过长，出生后，睾丸与精索的活动度就很大，万一遇上突然用力或猛烈震荡睾丸扭转等情况，睾丸与精索就会发生 360°以上的扭转，也叫精索扭转。

睾丸扭转在临床上相对少见，其发病率在国内尚无精确统计。国外文献报道 25 岁以下其发病率为 1/4 000，占儿童阴囊急症的 5%～35%，占 12～18 岁青少年阴囊急症的 50%～60%。

如果对此病认识不够或就诊不及时，就会使一个男性几个小时内丧失一个睾丸。即使睾丸能保留下来，也会因缺血时间过长，而出现萎缩，甚至会影响到对侧的睾丸部分功能。必需引起高度警惕！

什么原因会导致睾丸扭转

睾丸扭转可分为鞘膜内型(睾丸扭转)和鞘膜外型(精索扭转)两

类。发病主要原因是鞘状突发育异常。鞘膜内型多见于青少年，其发生与鞘膜壁层在精索的止点过高、睾丸系膜过长、睾丸引带缺如、睾丸附睾完全被鞘膜包绕等解剖异常有关。鞘膜外型少见，多发生于新生儿，因壁层鞘膜与阴囊壁或腹股沟管壁依着松弛，睾丸固定不良引起，导致阴囊内的全部鞘膜及内部精索全部一起扭转。另外，睡眠中提睾肌的收缩、剧烈运动、外伤等也是睾丸扭转的常见诱因。

睾丸扭转有哪些临床表现，如何确诊睾丸扭转

(1) 睾丸扭转发病急骤，多于睡眠中发病，患者一侧睾丸和阴囊会剧烈疼痛。扭转初期时疼痛还局限在阴囊部位，以后会向下腹和会阴部发展，同时还会伴有呕吐、恶心或发热，阴部出现红肿、压痛。① 腹部突然出现剧痛。② 睾丸出现剧痛。③ 发生扭转的睾丸在阴囊内的位置显得较正常睾丸高一些。④ 患儿可能会出现恶心、呕吐。⑤ 症状出现数小时后，阴囊会红肿、触痛。睾丸扭转的临床表现主要是痛、肿。如果发生在小儿身上，往往更不容易诊断，小儿会有不明原因的厌食、躁动不安，病情一般发展较快。

(2) 诊断睾丸扭转依据：① 突然发生睾丸剧痛，睾丸迅速肿大，并伴有严重的恶心、呕吐。② 睾丸触痛明显，托高睾丸不能缓解或加重疼痛。睾丸和附睾的位置异常或触诊不清楚。③ ^{99m}Tc 睾丸扫描，显示患睾血流灌注降低减少。④ 彩色多普勒超声检查：因精索自身扭转而致睾丸血液循环障碍，表现为患侧睾丸增大，回声减低。彩色多普勒血流图检查显示，其内血流信号明显减少或消失。

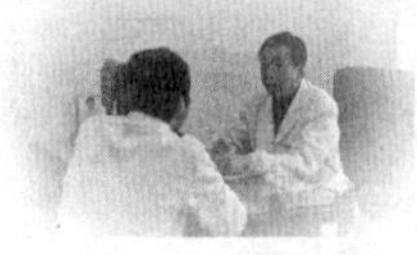

为什么睾丸扭转容易误诊，睾丸扭转需要和哪些疾病进行鉴别

睾丸扭转的主要症状是疼痛，但引起睾丸疼痛的疾病有很多，这些病比睾丸扭转更为常见，所以如果缺乏对本病的认识，尤其是基层医院和非专业人员对本病不熟悉，常易发生误诊。诊断时忽视体检，睾丸扭转者睾丸、附睾上抬、异位，抬高试验(+)，而睾丸、附睾炎则无此体征。最后，未做必要的、能起鉴别作用的 Doppler 超声检查或和放射性核素扫描。最终导致首诊时易误诊为急性睾丸附睾炎、阑尾炎等常见病。需要鉴别的疾病有以下。

(1) 急性附睾炎，患者往往发热，尿检可见脓性细胞，血常规检查白细胞计数升高。

(2) 阴囊血肿，这类患者有明确的外伤史。

(3) 鞘膜积液，这是一种慢性发展的疾病，一般情况下不会很痛。

如何治疗睾丸扭转

睾丸扭转治疗方法有手法复位和外科手术两种。当怀疑为睾丸扭转时，应立即手术探查。过去认为睾丸常向内、中线方向扭转 2～3 圈，在精索内阻滞麻醉情况下，应向侧外方复位，复位成功的标志为症状立即缓解。近期大样本研究发现：有 3 成的睾丸扭转并不是围绕精索的中轴扭转。手法复位后症状完全缓解的病例，手术探查仍有 32%的病例遗留有小角度的睾丸扭转。所以，目前不主张手法复位，因睾丸扭转存在不同程度的鞘膜积液和阴囊肿胀，手法复位非常困难，成功率低，盲目性大，即使复位后症状缓解，也需行彩超检查，或手术探查，以排除小的残留扭转。一旦发现扭转没有得到纠正，即应行急诊探查术。若睾丸复位后血供没有恢复，即应切除坏死的睾丸。

睾丸扭转的预后如何

日常生活中，不少患者对睾丸扭转麻痹大意，疼痛时一忍再忍，以致延误了早期治疗，个别人因此丧失生育能力，酿成终生不幸。因此，青春期及其前后的患者如突然出现阴囊肿胀、疼痛，尤其是青少年，应考虑到睾丸扭转的可能，要及时去医院泌尿外科检查诊治。

睾丸扭转的早期，用手法复位即能获得良效。但发病时间一长，只能手术治疗。此外，如果不幸发生睾丸扭转，治疗后要请医生做精液常规检查，以了解患侧睾丸及对侧睾丸的功能，这一点对未婚男青年显得更为重要。

为什么说诊治睾丸扭转需要“争分夺秒”

笔者科室曾多次收治睾丸扭转的青少年男子，其中只有 1/3 的患者就诊较早，经手术复位并行睾丸固定术，成功地保住了睾丸。其他患者都是在睾丸疼痛后 2～3 天后才来就诊，从而耽误病情，术中即便将睾丸复位后，仍无法恢复血运，终因睾丸坏死，不得不切除睾丸，给患者留下终生的遗憾。

复位手术后睾丸成活与否的关键在于缺血缺氧持续时间的长短。有研究结果表明：6 小时内复位者睾丸可以成活，无严重不良后果，可获得极高的保存患侧睾丸的机会；10～24 小时手术的患者，因为由于睾丸扭转程度不一，使睾丸缺血缺氧程度不一致。另

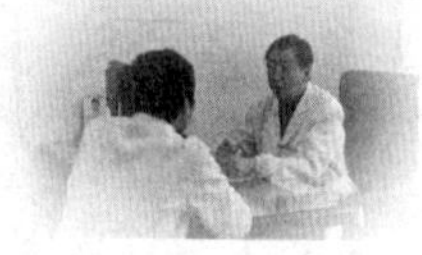

外，各个睾丸组织的耐受能力不一致，扭转睾丸复位成活的可能性尚存在，可结合临床及术中发现综合考虑，决定是否保留患侧睾丸；睾丸扭转超过 24 小时则已失去复位存活的机会，除特殊情况外，均应行手术切除，不宜保留。

睾丸扭转会影响生育吗

如果患者没有及时就医，或因误诊为睾丸炎或附睾炎，延误了治疗良机，那就会造成无法挽回的严重后果。因为睾丸扭转会使睾丸的血液供给受阻，这种情况得不到及时解除，就可导致睾丸坏死。睾丸一旦坏死，不得不“忍痛割爱”，予以手术切除。切除一侧睾丸不会影响生育，如果双侧睾丸都有坏死，今后就无生育能力了。

为什么青少年男子睾丸疼痛要谨防睾丸扭转

临床资料表明，睾丸扭转并不罕见，从新生儿到老年人均可发生，但以青少年发病率最高。睾丸扭转的发病原因—般以先天性畸形为主，多为双侧性。在运动、外伤、睡眠时均可因刺激提睾肌，使之收缩增强，导致提睾肌纤维呈现螺旋状而发生睾丸扭转。在青春期到来时，由于睾丸悬吊异常，加上睾丸重量增加，更容易出现扭转。尽管这些人平时没有什么感觉，检查时也难以发现异常情况，但随时都可发生扭转。特别是只有一个睾丸的隐睾患者，由于生殖器官的明显异常，更容易发生此病。如果是发生在小儿，诊断往往更不容易，一般小儿会有不明原因的厌食，躁动不安，病情一般发展较快，家长往往忽视而延误治疗，从而给患儿造成不必要的伤害。

睾丸结核

睾丸结核有哪些临床表现

睾丸结核是男性生殖系统结核病中一种少见的类型，以青壮年人群为主。早期由于症状体征不典型而不易确诊。睾丸结核大多继发于其他部位结核，如肺结核、肠结核及泌尿系统结核等，尤其多见于附睾结核的直接蔓延。睾丸结核的临床表现主要表现为患侧睾丸肿胀、疼痛、血精、性功能障碍等症状，同时可伴有全身乏力、低热、盗汗等结核中毒症状及尿频、尿急、尿痛等泌尿系结核症状。体格检查可发现患侧睾丸肿大，质地稍硬光滑，多伴附睾尾部增大及质硬，并可触及呈串珠样的输精管等。合并睾丸鞘膜积液时，可见患侧阴囊增大明显，呈囊性。晚期可与阴囊粘连形成寒性脓肿，如有继发感染则可出现红肿热痛，若脓肿破溃可流出脓液及干酪样坏死组织，并形成窦道，迁延不愈。

如何确诊睾丸结核

临床上睾丸结核的诊断主要依据患者的病史、症状、查体和辅助检查。

(1) 病史：既往有泌尿系结核或肺结核等病史，尤其有附睾结核病史者。病程较长，经过常规抗生素治疗效果不佳或久治不愈者。

(2) 症状：患侧睾丸肿胀、疼痛、血精、性功能障碍等。

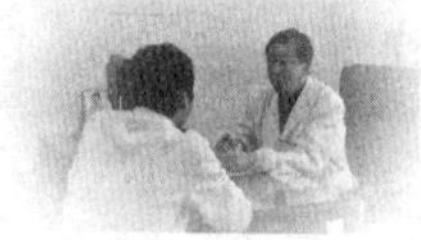

(3) 查体：患侧睾丸肿大，质地稍硬光滑，多伴附睾尾部增大及质硬，并可触及呈串珠样的输精管。结核晚期阴囊皮肤破溃、流脓。

(4) 细菌学检查：尿或阴囊破溃处分泌物涂片抗酸染色或结核杆菌培养可有阳性发现。

(5) 超声检查：具有较大的诊断意义。睾丸体积增大，睾丸实质内见多发小低回声粟粒样结节为特征性表现。彩色多普勒检查显示结节内血流信号较丰富。脓肿形成时，可见含细点状的液性区，边界不清楚，内无血流信号。当脓肿破入鞘膜腔时，可见含大量细点状回声的鞘膜积液。

(6) 核磁共振检查：在渗出增殖期，睾丸内病灶 T1 呈等信号或稍高信号，T2 呈低信号，增强扫描明显强化；在干酪坏死期，病灶呈囊实性，实性部分同渗出增殖期表现，囊性部分呈长 T1、长 T2 信号，增强扫描不均匀强化或环形强化。

(7) 睾丸穿刺活检：当上述检查仍不能确诊该病，或与睾丸肿瘤无法鉴别时，可进行睾丸穿刺活检通过病理检查来确诊。

诊断睾丸结核的关键是要认识到该病的存在，对可疑患者进行详细的询问病史、查体及完善相关的辅助检查，在诊断后还应明确是否同时存在泌尿系结核。

治疗睾丸结核的方法有哪些

对于睾丸结核的治疗，目前仍主张予以早期、规律、全程、适量、联用抗结核药物治疗。初治阶段用 3 种或 4 种药物，如利福平、异烟肼、吡嗪酰胺、乙胺丁醇(或链霉素)强化治疗 2 个月，然后用利福平和异烟肼联合治疗 4 个月。只有在复杂的情况下，如复发性结核、免疫抑制剂使用和获得性免疫缺陷综合症等，才需要 9～12 个月抗结核药物治疗。若药物治疗效果不明显或局部干酪样坏死严重、病变范围较大且有脓肿形成的患者，可行附睾睾丸切除术。双侧发病者清除病灶，并尽量保留正常睾丸组织。术前应至少使用抗结核药物 2 周。同时，应当积极进行体育锻炼，增强体质，并且注意休息，防止过度劳累，避免重体力劳动。

睾丸肿瘤

睾丸肿瘤的发病率高吗

睾丸肿瘤是泌尿外科中常见的肿瘤之一。它几乎都是恶性的，多发于男性青壮年。在男性 15～35 岁年龄组中，睾丸肿瘤的发病率在泌尿男生殖系肿瘤中位居第 4 位。睾丸原发肿瘤中约 95%属生殖细胞肿瘤，其余为非生殖细胞肿瘤。睾丸肿瘤右侧较左侧常见，可能与右侧隐睾发病率高有关。1%～2%的睾丸肿瘤为双侧性，伴有右侧隐睾者约为 50%。

1. 发病情况

睾丸肿瘤的发病率呈逐年上升趋势。尤其是在一些西方国家，发病率以每年 1%～2%的速度增长。在我国发病率及病死率为 1/10 万左右，占男性全部恶性肿瘤的 1%～2%， 占泌尿生殖系统恶性肿瘤的 3%～9%。

2. 种族情况

统计资料显示，睾丸肿瘤在不同国家、不同种族，甚至不同社会阶层的发病率均不同。欧洲等国发病率最高，为 3.2/10 万；美国次之，为 2.1/10 万；非洲和亚洲国家较低，中国为 1/10 万左右，乌干达最低为 0.09/10 万。同一国家种族间发病率也有差异：美国黑种人的发病率仅为白种人的 1/4。此外，在同一种族中，由于经济与社会地位的不同，发病率也有不同，上层人士的发病率是下层人群的2倍。

3. 职业与环境因素

消防员、飞机技师、造纸厂的维修工人、皮革工人、冶金工人等是睾丸生殖细胞瘤的高发人群。农民和暴露于二甲基酰胺的工人也是睾丸生殖细胞瘤的高发人群。睾丸肿瘤的发病与工农业污染和河流污染有很大的关联。世界自然基金会(WWF)公布了以下几类导致睾丸肿瘤的环境或内分泌干扰物，包括有：

(1) 农药类：如林丹、二溴氯丙烷(DBCP)、呋喃丹、毒杀酚、DDT及其代谢产物等。

(2) 工业化合物及其副产品，如铅、镉、汞、双酚、多氯联苯、己烯雌酚等。

(3) 植物雌激素，如异黄酮、香豆雌酚、芒柄华黄素等。这些因素可以提高BCL-2 RNA表达，可能对细胞凋亡有抑制作用，从而加重体内内分泌失衡，导致细胞增生与凋亡不平衡而引发睾丸肿瘤。

4. 年龄因素

睾丸肿瘤的发病年龄与睾丸肿瘤的病理类型密切相关。睾丸肿瘤的发病年龄有3个高峰阶段：0～10岁，20～40岁和60岁后。婴儿期卵黄囊瘤多见，20～30岁年龄段多发胚胎癌和畸胎瘤，30～40岁年龄组多发精原细胞瘤。睾丸肿瘤的发病年龄多在青壮年，肿瘤的发生与睾丸功能状态存在一定关联。睾丸恶性肿瘤发生的年龄高峰多与雄激素高峰水平相符合。

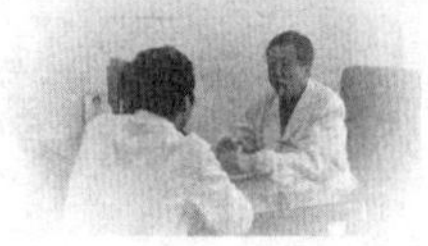

睾丸肿瘤的病因有哪些

睾丸肿瘤的病因目前尚不清楚。与睾丸肿瘤的发生可能有密切关系的因素有先天性的，也有后天性的。合并隐睾是最常见的情况。最常见的肿瘤类型是精原细胞瘤。

1. 先天性因素

(1) 隐睾：是一种常见的先天性畸形。在正常人群中，隐睾的出现率约为 0.2%。隐睾是发生睾丸肿瘤最常见的危险因素。其导致恶变的原因可能与生殖细胞形态异常、性腺发育不良、血供障碍、内分泌失调及温度升高有关。腹内型隐睾的肿瘤发生率高于腹股沟或外环处隐睾。隐睾发生肿瘤随时间的延长而增加，每年的递增率为 0.3%，20～70 岁的最终发生率为 14.28%。隐睾的组织学研究表明，隐睾内生殖细胞、支持细胞及间质细胞都呈萎缩表现，极易发生恶变。

(2) 遗传：睾丸肿瘤与遗传的关系，近年来受到重视。有人统计，在睾丸肿瘤的患者中，其近亲中 16%有肿瘤家族史。家族性的睾丸肿瘤发生率为 1.0%～2.8%。文献报道，家族性睾丸肿瘤类型主要为肿瘤发生在兄弟间和父子间，其中发生在兄多。许多研究证实，雌激素与睾丸肿瘤的发生有关，是一种较强的生长刺激因子，有致畸作用。原发在纵隔的生殖细胞瘤与细精管发育不全(Klinefelter 综合征)有关。罕见的还有 p53 基因变异。

(3) 多乳症：多乳症与睾丸肿瘤有关。多乳症伴发或并发睾丸肿瘤的可能性较正常人大 4.5 倍。其原因可能因胚胎 3 个月时，与乳房嵴未自然消失有关。此时也正是泌尿生殖系的发育期，故易并发异常。

(4) 睾丸女性化综合征：具有睾丸女性化综合征的患者也容易发生睾丸肿瘤，其发生率要比正常人高40倍。

(5) 雌激素分泌过量：孕妇在妊娠早期服用外源性雌激素，可以显著地增加儿童患睾丸生殖细胞肿瘤的危险度。儿童性腺的发育会受到妊娠早期的雌激素过剩的影响。尤其是随着雌激素的分解，一些原始的生殖细胞可能失去正常的生长途径。这些未能正常发育的细胞，最后成为癌前细胞，甚至在出生后很快发展为睾丸肿瘤细胞。睾丸生殖细胞肿瘤的发生率在不同种族间的差异可能与内分泌因素有关。内分泌学研究指出，妊娠期血液中的雄激素水平，非洲的黑种人妇女比欧洲的白种人妇女略高一些。与此相反，非洲的黑种人妇女比欧洲的白种人妇女的雌激素水平要低一些。因此，非洲黑种人男性的睾丸生殖细胞肿瘤的发生率也可能要低一些。

2. 后天性因素

(1) 损伤：损伤曾一度被认为是睾丸肿瘤的主要原因。但其机制目前还有待进一步研究。

(2) 激素：多种临床事实提示，内分泌与睾丸肿瘤的发生有关，如睾丸肿瘤多数发生于性腺旺盛的青壮年，或在内分泌作用活跃时期。动物实验证实，如果长期给鼠类服用雌激素，可诱发睾丸间质细胞肿瘤。临床上发现有些睾丸肿瘤患者，其促性腺激素明显升高。

(3) 感染：很多病毒性引起的疾病，如麻疹、天花、流行性腮腺炎以及细菌性感染(如猩红热、肠伤寒)等均可并发睾丸炎。由此可继发睾丸萎缩、细胞变性而引起睾丸肿瘤。

(4) 营养因素：妊娠期的激素失衡可导致癌前细胞的产生，出生后早期给婴儿摄入高热量食物可能会进一步促使致癌基因的转

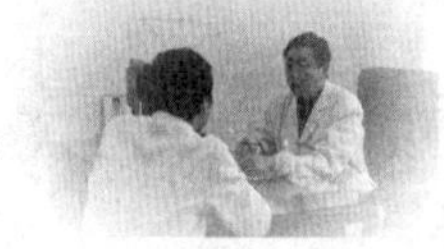

化。有假说指出，营养因素通过不同类型的致癌基因来调节或者催化睾丸生殖细胞肿瘤的发病机制。这种“催化”作用不是无限的。一旦这种“催化”因素达到了最大的效果，这个因素的增长将不再产生更大效果。

睾丸肿瘤有哪些类型

睾丸肿瘤的分类比较复杂，在不断的完善过程中，常用的是根据组织类型进行分类，这种分类比较实用，有益于指导临床治疗。睾丸肿瘤绝大多数为原发性，继发性睾丸肿瘤少见。

原发性睾丸肿瘤分为生殖细胞肿瘤和非生殖细胞肿瘤两大类。生殖细胞肿瘤发生于曲细精管的生殖上皮，约占睾丸肿瘤的90%～95%；非生殖细胞肿瘤发生于睾丸间质细胞，约占睾丸肿瘤的5%～10%。

睾丸生殖细胞肿瘤多发生在生殖功能最旺盛的青壮年，具有多向性分化的特点。组织学分类部分为单一类型的肿瘤、部分具有两种或两种以上的组织。

1. 精原细胞瘤

精原细胞瘤(70%)最常见，可能来源于精母细胞。12%分泌绒毛膜促性腺激素。对放疗敏感。预后较好。

2. 胚胎癌(20%)

胚胎癌细胞分化差，往往含有多种瘤细胞。恶性度高，转移早。

3. 畸胎瘤(5%)

畸胎瘤生长较慢，较少转移。

4. 混合细胞型(4%)

瘤组织细胞分化差，多为畸胎瘤、胚胎癌、绒癌及精原细胞瘤的混合体，可有神经细胞瘤和肉瘤成分。

5. 绒癌(＜1%)

绒癌(＜1%)少见。由滋养细胞和合体细胞构成。对化疗不敏感。易血行转移。

6. 原位癌

目前对原位癌的自然史并不清楚，对原位癌的理想治疗有待探索。

继发性睾丸肿瘤罕见。其原发恶性肿瘤可来自前列腺、肺、胃肠道、肾等器官；或来自黑色素瘤、白血病、网状内皮肿瘤。

恶性淋巴瘤：睾丸恶性淋巴瘤占睾丸恶性肿瘤的2%～5%，以转移灶多见，原发者少见。

白血病性睾丸肿瘤(leukemic infiltration in testis)白血病浸润睾丸多在尸检中发现，偶尔有患者以睾丸肿大就医。显微镜下检查可见白血病细胞在睾丸间质内浸润。

异位睾丸或隐睾容易发生肿瘤。由于其症状隐蔽，成年隐睾应作隐睾切除术。

睾丸生殖细胞肿瘤的分期情况如何

睾丸肿瘤有多种临床分期，其中以 1951 年的 Boden 和 Gibb 的分期较为常用。临床分期以病史、体检和辅助检查为依据。将睾丸肿瘤局限于睾丸内定为 A 期，腹膜后局部淋巴结转移为 B 期，腹膜后淋巴结以外的淋巴结转移为 C 期。

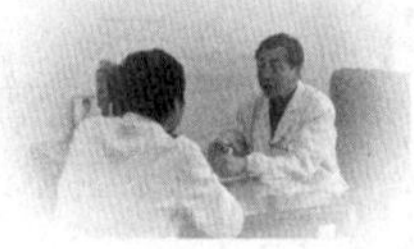

睾丸生殖细胞肿瘤有哪些临床表现

睾丸肿瘤的临床表现主要有：

(1) 睾丸无痛性增大，渐进性发展是最常见的症状。由于睾丸位于阴囊内，表浅而易于触及，故成人患者多因无意中扪及肿块而发现。隐睾恶变者可发现腹股沟部或腹部出现进行性增大的无痛性肿块。

(2) 睾丸增大伴有疼痛。30%～40%患者在睾丸增大的同时伴有轻微坠胀或钝痛，只有10%的患者伴有类似附睾炎和睾丸炎样的急性疼痛。后者常因肿瘤内出血、梗死、坏死所致，易与睾丸扭转、睾丸炎、附睾炎的症状和体征相混淆，应高度警惕和仔细鉴别。

(3) 男性乳房女性化。临床上约有 5%的睾丸肿瘤患者表现为男性乳房女性化，主要见于可以产生雌激素的睾丸肿瘤，如 30%支持细胞瘤、20%～25%间质细胞瘤、4%胚胎癌、1%精原细胞瘤。

(4) 小儿性早熟见于少数可以产生雌激素的间质细胞瘤。

(5) 转移癌症状：5%～10%患者因此而就诊，如锁骨上淋巴结转移导致的颈部肿块；肺转移导致的咳嗽、咯血、呼吸困难；纵膈转移压迫食管导致的吞咽困难；十二指肠转移导致的食欲缺乏、恶心、呕吐、消化道出血；腹膜后淋巴结转移侵犯腰肌和神经根病变导致的腰背痛；髂静脉、腔静脉受压或栓塞导致的一侧或双侧下肢水肿等。睾丸肿瘤大小与有无转移并不相关，有时睾丸肿瘤可以小到难以查到，但转移癌症状却十分突出。

(6) 无任何症状：少数患者是以男性不育就诊或因外伤后随访而意外发现睾丸肿瘤。

睾丸生殖细胞肿瘤的诊断依据是什么

睾丸生殖细胞肿瘤的诊断主要依据如下：

(1) 通常表现为无痛性睾丸肿大，近45%患者会有睾丸疼痛。转移造成的症状如背痛、呼吸困难少见。

(2) 体检发现睾丸肿物，有沉重感。经超声诊断确认。

(3) 血清肿瘤标志物绒毛膜促性腺激素(HCG)、甲胎蛋白(AFP)、乳酸脱氧酶(LDH)的测定。非精原细胞瘤出现一种或两种瘤标升高者可达90%，AFP升高者占50%～70%，HCG升高者占40%～60%。精原细胞瘤出现血清肿瘤标志物升高者为30%左右。LDH主要用于转移性睾丸肿瘤患者的检查。但肿瘤标志物不升高的患者也不能完全除外存在睾丸肿瘤的可能。

(4) 分期可依据胸片、腹部和盆腔CT、胸CT、头颅CT及骨扫描等。

睾丸生殖细胞肿瘤需要与哪些疾病进行鉴别

睾丸生殖细胞肿瘤需要与下列疾病鉴别：

1. 急性睾丸炎或附睾炎

急性睾丸炎或附睾炎：本病发病急，有发热、睾丸和(或)附睾肿大、明显疼痛，触诊时疼痛加重，不让触摸。输精管增粗，可伴有睾丸鞘膜积液。抗炎治疗后症状、体征可明显好转。彩超检查可见患侧睾丸血流明显增加。

2. 睾丸鞘膜积液

睾丸鞘膜积液：多发病缓慢，坠胀不适，大的鞘膜积液常不能触及睾丸。B超检查可见鞘膜内的液性暗区和正常睾丸，从而明确

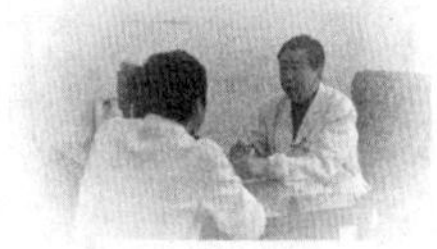

诊断。应注意有 2%～10%的睾丸肿瘤合并鞘膜积液，而且鞘膜积液的产生速度往往较快，B 超检查时应仔细鉴别。

3. 附睾及睾丸结核

附睾及睾丸结核：睾丸结核开始局限于附睾尾部，进一步发展可累及整个附睾及睾丸。临床表现多数为无痛性结节状肿块。继发非特异性感染时，则可出现肿块增大、疼痛，甚至发热。临床上经过抗炎、抗结核治疗后症状会明显好转。追问病史常有结核病史。检查可见附睾无痛性硬结、输精管串珠样改变、睾丸肿硬甚至与阴囊粘连。有时扪及脓肿的波动，或看到已有脓性瘘道形成。B 超检查可见附睾尾部肿大，呈中等回声，形成脓肿则为低回声，合并钙化则钙化后方出现声影。

4. 睾丸梅毒

睾丸梅毒：睾丸肿大如球，手感轻飘飘，挤捏睾丸无感觉。睾丸的硬结小而光滑、坚硬。追问病史常有冶游史，血清梅毒检测阳性。

此外，还需和睾丸扭转、睾丸血肿、睾丸表皮样囊肿及皮样囊肿鉴别。

睾丸生殖细胞肿瘤的治疗方法有哪些

在过去的 30 年里，睾丸肿瘤的治疗取得了很大的进展，尤其在西方国家睾丸肿瘤的 5 年生存率由过去的 63%提高到了 90%以上。睾丸生殖细胞肿瘤的治疗主要有：

(1) 胚胎癌、畸胎瘤、畸胎癌在内环水平切断精索连内睾丸切除后，需作腹膜后淋巴结清扫术。如病理发现淋巴结已有转移，术后放疗或化疗。常用化疗为顺铂、长春花碱及丝裂霉素。

(2) 精原细胞癌睾丸切除后，辅以腹膜后淋巴结区放疗或化疗。化疗用药同上。

(3) 绒癌早期易血行转移，以联合化疗为主，配合手术或放疗。

睾丸生殖细胞肿瘤的预后情况如何

有关睾丸生殖细胞肿瘤的预后情况，可借鉴国际生殖细胞肿瘤预后分类表(见表 1)。

表 1 国际生殖细胞肿瘤预后分类

	非精原细胞瘤	精原细胞瘤
低危	原发于睾丸或腹膜后，和无肺外器官转移，和肿瘤标志物：AFP＜1 000 ng/ml，HCG＜5 000 IU/L，LDH＜正常值上限的 1.5 倍。	原发于任何部位，和无肺外器官转移，和 AFP 正常，任何 HCG、任何 LDH 异常
中危	原发于睾丸或腹膜后，和无肺外器官转移，和肿瘤标志物：AFP 1 000～10 000 ng/ml，HCG 5 000～50 000 IU/L，LDH 正常值上限的 1.5～10 倍。	原发于任何部位，和无肺外器官转移，和 AFP 正常，任何 HCG，任何 LDH 异常
高危	原发于纵隔，或肺外器官转移，或肿瘤标志物：AFP＞10 000 ng/ml，HCG＞50 000 IU/L，LDH＞正常值上限的 10 倍，	无患者属于此类

睾丸肿瘤该如何随访

第 1 年内，每 2 个月查 1 次血清 HCG 及 AFP 和正侧位胸片。

第 2 年，每 4 个月重复上述检查。

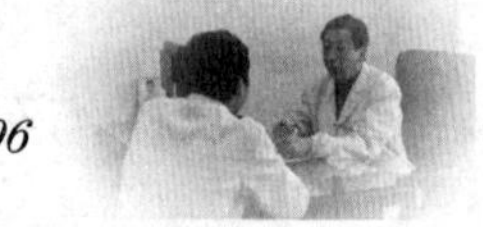

第 3～5 年，每 6 个月重复上述检查，以后每年检查 1 次。

如果化疗后切除的残存肿瘤(畸胎瘤)大于 5 cm，第 1 年至少每 3 个月做 1 次腹部 CT 检查，第 2 年每 6 个月检查 1 次，第 3～5 年，每年检查 1 次。

附睾疾病

什么是附睾畸形，附睾畸形的发病情况如何

胚胎在第 6 周时，中肾管和中肾旁管形成，此管道将演变成为生殖道。当胚胎生殖腺分化为睾丸并分泌雄激素后，在雄激素的作用下中肾管逐渐衍变为男性生殖管道，中肾管的头端形成睾丸附件，由中肾小管衍变而来的睾丸输出管，与位于其下方的中肾管增长曲折盘绕形成的附睾管共同构成附睾头部，其余的附睾管则形成附睾体和附睾尾。如果附睾在发育过程中出现障碍，则会发生附睾畸形。

发病率：附睾先天性畸形在正常人群中的发生率不清。在男性不育症患者中，附睾及输精管畸形者约占 3.5%～8.0%。隐睾患者中，伴有附睾畸形的发病率约为 19%～90%。

附睾畸形的病因及分型

病因：先天性附睾畸形的病因尚不明确。隐睾患者多合并附睾畸形，故与胚胎发育过程中的内分泌失调有关。睾酮水平低下，中肾管及中肾小管不发育或发育不全，至某一部位停止，形成该部位闭锁。当附睾管曲折盘绕障碍时，附睾可明显延长，形成长襻形附睾畸形。

分型：根据附睾及输精管有无梗阻分型如下：

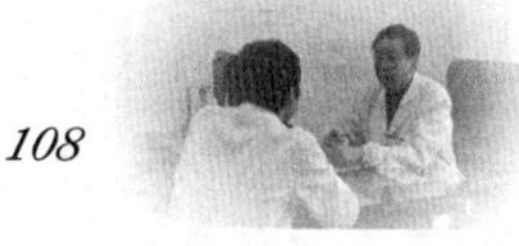

Ⅰ型：输精管有梗阻：A 组：附睾缺如；B 组：睾丸与附睾分离；C 组：输精管缺如或闭锁。

Ⅱ型：输精管可能梗阻：A 组：附睾闭锁；B 组：附睾头与睾丸分离，仅尾部附着。

Ⅲ型：输精管无梗阻：A 组：附睾头尾附着于睾丸，但中间有分离，其距离大于睾丸长径的 1/2；B 组：只有附睾头附着于睾丸，其余部分与睾丸分离。

附睾畸形有何临床表现及如何诊断

附睾畸形的临床表现是：患者一般无不适，临床上大多因为隐睾或不育而就诊。

附睾畸形的诊断方法有：因隐睾或不育而就诊，体格检查除附睾头囊肿外，其他畸形均无明显异常体征。B 超、CT 等影像学检查无助于附睾畸形的诊断。多在隐睾或男性不育进行手术探查时被确诊。

附睾畸形有哪些治疗方法

附睾畸形的治疗方法有：

(1) 附睾畸形不影响生育时，无须治疗。

(2) 节段性附睾闭锁可进行附睾管输精管吻合术。

(3) 附睾头囊肿可采取穿刺抽液注射硬化剂治疗及手术切除。但穿刺抽液注射硬化剂治疗复发率较高，已较少选用。

(4) 附睾缺如者本身无法治疗，主要解决生育问题。如患者睾丸生精功能正常，一般须行辅助生殖治疗。

(5) 附睾畸形合并隐睾者，若单侧隐睾合并严重的附睾畸形如Ⅰ型，行附睾切除术；Ⅱ型、Ⅲ型，行睾丸固定术。以上应考虑睾丸及附睾功能的恢复。

附睾非特异性感染(附睾炎)

急性附睾炎有哪些临床表现

急性附睾炎是阴囊内最常见的感染性疾病，致病菌多经尿道侵入，是阴囊内最常见的感染性疾病。多由于后尿道炎、前列腺炎及精囊炎沿输精管逆行感染所致。其中最常见的原因是尿道炎。血行感染很少见。

急性附睾炎的发病率大约为万分之 25。由于种种原因，大约有 50%的患者没有得到适当的诊断及治疗。

87%的急性附睾炎患者是由细菌引起的，以大肠埃希菌和葡萄球菌多见。35 岁以下者与性传播性疾病有一定的关系。早期是一种蜂窝织炎，感染一般在输精管开始再延伸至附睾尾部，再由尾部向头部扩散。感染在后期可完全消失而无遗留损害，但附睾管周围的纤维化可使管腔阻塞，如为双侧附睾炎，可导致男性不育症。

急性附睾炎的临床主要表现为：发病急，症状重，患者极度痛苦。主要表现为患侧阴囊肿胀疼痛，可沿精索放射至腹股沟区及下腹部。局部迅速肿大，疼痛剧烈，行动或站立时疼痛加重。严重时伴全身不适、寒战、发热等。不少患者在睡眠时突然发生睾丸、附睾肿大及疼痛，发病数小时后形成急性炎症，附睾尾部有肿胀疼痛，疼痛可放射至腹股沟区及下腹部。

急性附睾炎由于起病急，如不及时治疗，控制感染，会迁延成慢性附睾炎。

有哪些因素会诱发急性附睾炎

可以导致急性附睾炎的原因主要有：

(1) 良性前列腺增生：良性前列腺增生发展到晚期，尿路梗阻的症状逐渐加重并最终发展为尿潴留。尿液滞留在膀胱内就容易滋生细菌。俗话说："流水不腐，户枢不蠹"。膀胱内积聚的剩余尿很容易成为尿路感染的诱因。随着梗阻程度的加重，尿路感染的机会也与日俱增。此时，膀胱壁上会有大量的小梁小室。大小不一的小室(乃至憩室)就成为细菌的"藏污纳垢"之地，一旦发生尿路感染，往往难以治愈。由于膀胱内压力相对较高，感染的尿液会循前列腺导管反流至输精管，最后到达附睾尾部，引起急性附睾炎。前列腺增生症行前列腺摘除术的患者也会合并急性附睾炎。关于这一点，最强有力的佐证是：从良性前列腺增生患者的输精管内培养出的细菌与其膀胱内尿液中的细菌是同样的。

(2) 留置导尿管：由各种原因引起的排尿困难需要长期留置导尿管以解决排尿的问题。正是这个导尿管，却可能成为急性附睾炎的罪魁祸首！原来，留置导尿后，在解决了排尿问题的同时，却影响了前列腺导管的引流。尽管应用了抗生素预防感染的发生，但残留在膀胱及尿道内的细菌还是可以循此逆行进入前列腺导管、输精管到达附睾尾部，引起急性附睾炎。

(3) 经尿道的器械操作如尿道扩张、膀胱镜检查、经尿道手术等。有鉴于此，为了避免发生急性附睾炎，在进行上述检查操作之前，应确认尿路没有炎症。

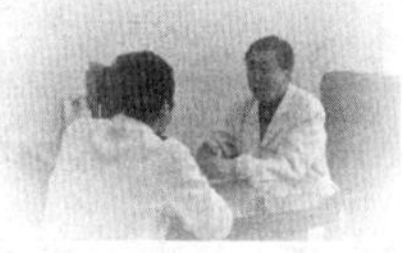

怎样诊断急性附睾炎

急性附睾炎的诊断主要依据如下：

(1) 常有留置导尿或经尿道器械检查的病史。

(2) 临床症状发病急，主要表现为患侧阴囊肿胀疼痛，可放射至腹股沟区及下腹部。行动或站立时疼痛加重，严重时伴全身不适、寒战、发热等。

(3) 体检：体检可发现腹股沟处(精索)或下腹部有压痛，患侧阴囊红肿增大，可扪及附睾(尤其是附睾尾部)增大，有时可增大至原体积的数倍，与睾丸界限清楚，压痛明显。炎症有时可蔓延至睾丸，如有鞘膜积液，睾丸、附睾界限不清。严重时阴囊皮肤红肿，患侧精索增粗，可形成脓肿。附睾肿大或硬结，压痛明显。严重时可形成脓肿。阴囊皮肤呈干性、变薄，脓肿也可自行破溃。发病早期肿大的附睾尾部尚可与睾丸分开，但之后睾丸与附睾即形成一硬块，精索因水肿而增厚，数日内出现继发性睾丸鞘膜积液。前列腺触诊可发现急性或慢性前列腺炎的体征。

(4) 实验室检查：血常规检查可发现血白细胞计数明显升高，尤以中性白细胞计数明显升高。尿常规中白细胞增多，B超检查提示附睾增大，血供丰富。尿革兰染色或细菌培养可发现致病菌。

急性附睾炎最常见的致病菌是衣原体、淋球菌和大肠埃希菌。分支杆菌、布鲁氏菌和隐球菌。年轻人及老年人以大肠埃希菌为主，常伴有细菌尿。淋球菌及衣原体感染见于＜35 岁者。且常伴有尿道炎而没有细菌尿。

急性附睾炎需要与哪些疾病进行鉴别

在诊断急性附睾炎时需要与下列疾病进行鉴别。

1. 睾丸扭转

睾丸扭转是最重要的与急性附睾炎鉴别的疾病。多见于年龄＜20 岁的青少年。起病更急。也表现为突发性的阴囊肿大、疼痛伴明显的触痛。但疼痛剧烈，托起阴囊则疼痛加剧；局部症状重而全身症状相对较轻。无发热；彩色多普勒 B 超检查可见睾丸血流灌注减少。一旦怀疑睾丸扭转，应即刻手术探查。

2. 睾丸肿瘤

睾丸肿瘤可表现为突发的阴囊内疼痛。但睾丸肿瘤可扪及患侧睾丸质地坚硬，沉重感明显，附睾常不易摸到；透光试验阴性。B 超检查可提示有实质性占位性病变。

3. 急性睾丸炎

流行性腮腺炎多见于儿童，可合并急性睾丸炎。也可表现为突发性的阴囊红肿、疼痛。睾丸肿大，而附睾常正常。B 超检查也可见附睾无明显充血。

4. 嵌顿性斜疝

嵌顿性斜疝可表现为突发性的阴囊疼痛、肿大。患者常有腹股沟斜疝的病史，嵌顿后可出现腹胀、呕吐等肠梗阻的症状；体检可扪到阴囊内肿块，回纳后可见正常的睾丸。

怎样治疗急性附睾炎

在排除了睾丸扭转的可能性后，即刻开始治疗。急性附睾炎的治疗应包括：

(1) 急性期托起阴囊，局部冷敷，可减轻疼痛，适当卧床休息。

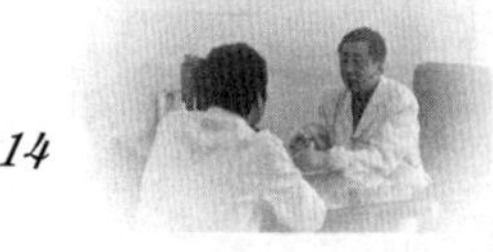

应用镇痛剂。避免体力劳动及性生活。用毛巾垫高阴囊，可以减轻疼痛。如附睾疼痛较重，可用1%利多卡因20 ml由睾丸上端处精索行局部注射，缓解症状，也可用口服止痛及退热药物。早期可将冰袋放于附睾处以减轻肿胀，晚期可用热敷加速炎症消退。急性期将中药如意金黄散用香油调匀敷于阴囊上可起到消炎镇痛效果。怀疑性传播疾病者，在治愈前应与性伴侣隔离。急性期应休息，并应避免性生活及体力活动，因两者均可加重病情。酌情应用镇痛药。

(2) 抗生素的应用：非特异性急性附睾炎通常由肠道细菌或铜绿假单胞菌引起，多见于中老年男性。抗菌药物的选择应按细菌培养及抗菌药物的敏感试验来决定。若病情较轻，可口服复方磺胺甲噁唑(复方新诺明)片，2次/日，每次2片，共4周。特别对于伴有细菌性前列腺炎者更为有用。若局部红肿明显，血白细胞计数增多，体温升高，应静脉滴注抗生素至体温正常，再改口服抗生素。

对衣原体感染者，口服多西环素100 mg，每日2次，10～14天。或口服左氧氟沙星200 mg，每日2次，10～14天。对性传播性疾病可能的患者可肌注头孢曲松 500 mg 及口服多西环素 100 mg，每日2次，10～14天。对肠原菌引起的附睾炎可应用左氧氟沙星200 mg，每日2次14天，具有抗衣原体的活性。对两种可能性都存在的患者可应用氟喹诺酮及头孢曲松。淋球菌感染者合并细菌尿者口服环丙沙星0.5，每日2次，共10天。或左氧氟沙星200 mg，每日2次，14天。对严重的附睾睾丸炎伴有菌血症者，需要静脉滴注抗生素，可应用广谱抗生素，如头孢呋辛1.5，直至全身症状消失。对病原菌不清楚的附睾睾丸炎：头孢曲松500 mg肌注加氧氟沙星200 mg，每日2次，共14天。对淋球菌、衣原体及大多数尿路致病菌都有效。

随访：进一步随访取决于患者的年龄及致病原因。对衣原体及淋球菌引起的患者，很少有泌尿道的异常，应继续关于关注。而老年人由细菌引起的附睾炎则常有泌尿道的异常，应做进一步的检查。

(3) 对因留置导尿管而引发的急性附睾炎，应尽可能拔除导尿管，以利感染消退；必须导尿者可采用耻骨上膀胱造瘘。

(4) 手术治疗：绝大多数急性附睾炎经药物治疗后均可治愈，但有3%～9%病例在急性期1个月后可形成脓肿。一旦脓肿形成，就需行脓肿切开引流，并积极换药，保持引流通畅，可加速疾病的治愈。

(5) 对因前列腺增生症合并尿路感染或留置导尿的患者，除了应用抗生素外，最好的办法是在感染治愈后及时行前列腺摘除术，从根本上解决尿路感染的问题。

如何诊断慢性附睾炎

慢性附睾炎临床上较多见，一般是急性附睾炎治疗不彻底遗留的改变，或为慢性前列腺炎及精囊炎的并发症。由于纤维组织增生使整个附睾硬化，附睾内可有广泛的疤痕形成和附睾管闭塞，并伴有淋巴细胞和浆细胞浸润。患者常感患侧阴囊隐痛、坠胀感，疼痛常放射至下腹部及同侧腹股沟区。体检可触及附睾尾部增大、较硬，伴有结节形成，轻度触痛，输精管可增粗。鉴于慢性附睾炎与慢性前列腺炎之间的密切关系，故在诊断的同时应检查有无慢性前列腺炎。并发慢性前列腺炎时，尿常规可见红细胞、白细胞。为了明确

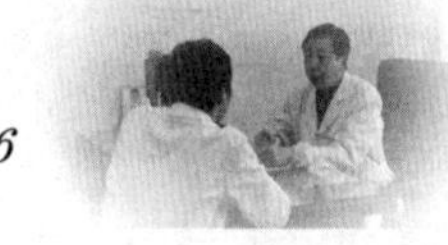

炎症是否波及前列腺，应做前列腺液常规检查。合并前列腺炎时，前列腺液中白细胞会超过 5～10 个/每高倍镜视野，甚至更多，而卵磷脂小体减少。

慢性附睾炎的诊断依据是：

(1) 常有急性附睾炎或急性睾丸炎病史。

(2) 临床表现感阴囊疼痛、下坠或胀感，疼痛可放射至下腹部及大腿根部。可有阴囊部不适、隐痛、下坠等感觉。

(3) 体检可扪及附睾尾部增大，较硬，伴有结节形成。轻度触痛。与睾丸的界限非常清楚。精索增粗或正常。患侧输精管粗硬。

(4) 实验室检查前列腺液常规检查可见白细胞或脓球。

慢性附睾炎需要与哪些疾病进行鉴别

慢性附睾炎需与下列疾病进行鉴别：

1. 附睾结核

附睾结核表现为附睾硬结、疼痛。但附睾结核患者多有泌尿系结核病史，其输精管增粗、变硬，呈串珠样改变。附睾结节则多位于尾部，质硬、不规则；有时还与阴囊皮肤粘连、溃破形成窦道。分泌物镜检可找到抗酸杆菌。

2. 精液囊肿

精液囊肿是指附睾头部含有精液的囊肿。也表现为附睾有结节，但结节多位于附睾头部，呈圆形，表面光滑，无压痛。B 超检查可见附睾头部有囊性占位。

3. 阴囊内丝虫病

阴囊内丝虫病表现为附睾结节伴阴囊疼痛，但患者有丝虫感染史，阴囊内结节常有数个，多在精索下端及附睾头部，夜间采血可查到微丝蚴。

4. 附睾肿瘤

附睾肿瘤极其罕见，表现为附睾肿块，有时可出现阴囊胀痛。但肿块多位于附睾尾部，表面不光滑，界限不清，质地坚硬。术后病理组织学检查可确定诊断。

慢性前列腺炎与慢性附睾炎有什么关系

前列腺和附睾都是男性生殖系统的重要器官。在解剖上，连接附睾的输精管和连接前列腺的前列腺导管有一个共同的开口。因此，前列腺和附睾有着密切的内在联系。同样，前列腺炎和附睾炎也有着许多共同之处。临床上急、慢性附睾炎和前列腺炎是男性生殖系统最常见的两种疾病。

由于男性生殖系统各器官间的特殊解剖关系，使男性生殖系统各器官的感染性疾病常相互关联。慢性前列腺炎时，致病菌可以通过输精管管腔逆向进入附睾，或通过淋巴系统到达附睾，引起附睾炎。而慢性附睾炎时，致病菌也可通过输精管顺流到达前列腺，或通过淋巴系统引起前列腺炎。这种联系在淋球菌感染时表现最明显。患者先出现尿痛、尿道口流脓等急性淋菌性尿道炎症状，在这些症状缓解后不久或同时又会出现一侧或双侧附睾肿痛等附睾炎症状。此时进行前列腺液培养，多可培养出淋球菌，而在上述急性症状消退后，患者往往会长期存在慢性前列腺炎症状。

总之，慢性前列腺炎和附睾炎是相互影响的，两者可先后或同时患病，在治疗的过程中，也应当同时进行治疗。

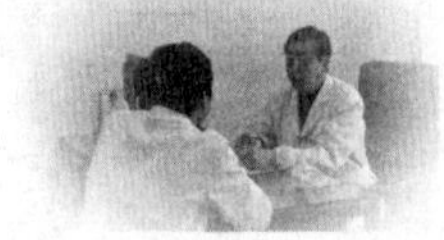

怎样治疗慢性附睾炎

慢性附睾炎的治疗应包括：

(1) 当慢性炎症有急性发作时，应适当使用抗菌药物，但附睾的瘢痕往往阻碍抗生素进入附睾组织。若合并慢性前列腺炎，应首选磺胺类及喹诺酮类药物口服，也可选用头孢菌素类、红霉素、多西环素等口服，疗程6～8周。对于抗菌药物治疗效果不佳者，可长期口服复方磺胺甲噁唑0.48 g/天，不良反应较小，也不会产生耐药性。

另外，中成药也是可选用的治疗方法之一，较常见的药物有六味地黄丸、癃闭舒胶囊等。

(2) 反复发作的来源于尿路炎症的慢性附睾炎可在非急性期行同侧输精管结扎术，或附睾及输精管切除，以防止细菌反流引起附睾炎。

附睾结核

什么是附睾结核

附睾结核常继发于肾结核，是结核菌经前列腺、精囊病变沿输精管蔓延而来。最先发生在附睾尾部，呈干酪样或纤维化。逐渐蔓延至整个附睾或睾丸。现在附睾结核已经很少见了。

附睾结核多见于 20～40 岁青壮年。大多数为单侧，起病缓慢。从附睾尾部开始。表现为附睾肿胀变硬、形成结节，逐渐向附睾体、附睾头部扩展。

附睾结核一般发展缓慢，附睾逐渐肿大，无明显疼痛，肿大的附睾可与阴囊粘连形成脓肿。若脓肿继发感染，则可出现局部红肿热痛，脓肿破溃流出黏液及干酪样坏死物后，形成经久不愈的窦道。

个别患者起病急骤、高热、疼痛、阴囊迅速增大，类似急性附睾炎，待炎症消退后，留下硬结、皮肤粘连、阴囊窦道。附睾结核的压痛多不明显，严重者附睾、睾丸分界不清，输精管增粗，呈串珠状，偶见少量鞘膜积液。前列腺同时有结核时，经直肠指诊可发现前列腺有硬结。

怎样诊断附睾结核

附睾结核的诊断主要依据于如下：

(1) 病史发病缓慢，无疼痛。少部分患者发病突然，局部疼痛

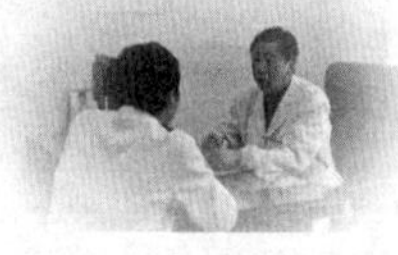

明显。阴囊皮肤红肿，常合并鞘膜积液或尾部脓疡，急性症状消退后转为慢性。

(2) 早期病变位于附睾尾部，逐渐波及整个附睾。触诊附睾尾部增大，质硬，不规则；或局限性附睾结节。结核病变累及输精管时可触及串珠样改变。

(3) 附睾干酪性病变及脓肿可累及周围组织，与阴囊皮肤粘连，破溃后形成窦道，经久不愈。对经久不愈的流脓窦道，应做分泌物涂片、培养或取活组织检查。

(4) B超检查可见附睾、睾丸低回声伴增强、边界清晰。形态不规则、内部回声不均匀。前列腺可见点片状强回声区，回声混杂。

排泄性尿路造影、尿结核菌培养以了解是否同时患肾、输尿管及膀胱结核。

附睾结核应与哪些疾病进行鉴别

附睾结核应与下列疾病进行鉴别。

1. 淋菌性附睾炎

淋菌性附睾炎表现为附睾肿胀疼痛。患者有淋病史，尿道分泌物较多，涂片可查出革兰阴性双球菌。

2. 非特异性附睾炎

非特异性附睾炎主要表现为附睾肿胀、疼痛，可扪及结节。患者常伴有慢性前列腺炎史，但无结核病史，输精管无串珠状硬结，阴囊皮肤无窦道形成。

3. 精液囊肿

精液囊肿表现为附睾结节。但精液囊肿其肿块为囊性，边缘整齐光滑，多位于附睾头部，输精管无串珠状硬结，阴囊皮肤无窦道形成。

4. 附睾肿瘤

附睾肿瘤表现为附睾肿块，有时可出现阴囊胀痛。但无结核病史，输精管无串珠状硬结，阴囊皮肤无窦道形成。

附睾结核应该怎样治疗

治疗时应注意休息、营养，避免劳累，主要采取抗结核治疗方案。

附睾结核的治疗主要有：

(1) 药物治疗使用抗痨药物进行治疗。利福平、异烟肼、吡嗪酰氨等。

(2) 附睾结核病变较重，局部干酪性坏死并形成脓肿或与阴囊皮肤形成粘连及有流脓窦道者应行附睾切除术。术中同时切除窦道等受累组织。术前 2 周应用抗结核药物。术后继续用药 6 个月至 1 年。

(3) 手术治疗早期附睾结核采用药物治疗即可获得治愈。如果局部干酪样坏死严重，累及睾丸，病变较大并有脓肿形成或药物治疗效果不明显，则可在抗结核药物治疗 3 个月后行附睾切除。若睾丸也有病变，病变靠近附睾，则可连同附睾将睾丸部分切除。术中应尽量保留睾丸。附睾切除后，精囊和前列腺结核多能逐渐愈合。

附睾结核有传染性吗，会影响生育吗

只要全身的结核病得到有效的治疗，且病变已经稳定，单就附

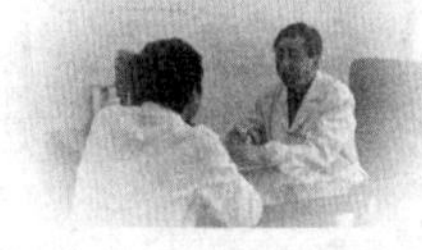

睾结核而言，本身并不会传染。

附睾结核是否会影响生育主要取决于有没有造成输精管的堵塞。

附睾肿瘤

什么是附睾肿瘤，附睾肿瘤如何分类

附睾肿瘤为发生于附睾之各类肿瘤之总称，较为罕见，原发性附睾肿瘤占男性生殖系肿瘤的 2.5%，包括良性肿瘤及恶性肿瘤两大类。良性肿瘤占附睾肿瘤的 70%，包括平滑肌瘤、腺瘤样瘤、囊腺瘤、腺瘤、间皮瘤、血管瘤、纤维瘤、淋巴管瘤、血管平滑肌瘤和畸胎瘤等，最常见的是囊腺瘤样瘤，其次为平滑肌瘤。附睾恶性肿瘤最多见的是腺瘤，其次为胚胎横纹肌肉瘤，还包括淋巴肉瘤、恶性黑色素瘤等。

附睾肿瘤的发病特点及发病原因有哪些

附睾肿瘤可发生于任何年龄，以 20～50 岁性功能活跃的青壮年多见。肿瘤好发部位是附睾尾部、其次为头部，左右侧并无差异，发生于双侧的多为平滑肌瘤。发病原因至今不明，一般肿瘤的诱发因素，例如放射、化学致癌物、病毒、损伤、慢性炎症等都有可能导致附睾肿瘤，隐睾症也容易恶变成附睾肿瘤。

创伤被认为是附睾肿瘤的相关因素，但也有学者认为创伤为附睾肿瘤发展或转移的诱发因素。睾丸是产生激素的器官，内分泌功能障碍可能与附睾肿瘤的发生有一定关系。附睾肿瘤也可由附睾炎治疗不彻底所致。隐睾或异位睾丸未降，所处的环境温度比阴囊内

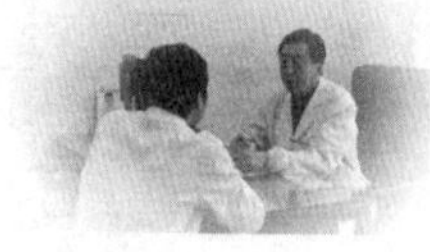

要高 2～4 ℃，可促使睾丸萎缩，精子生成障碍，加之隐睾多伴有先天发育不良或缺陷，容易恶变。

附睾肿瘤的临床表现有哪些

附睾肿瘤患者大多有睾丸不同程度肿大，多数为单侧病变，左侧多于右侧，肿块触之实性，有沉重感，不透光。附睾良性肿瘤多发生于附睾尾部，头部次之，一般呈圆形或卵圆形，表面光滑，界限清楚，与周围组织无粘连，实质感，质地坚硬，一般无压痛或压痛不明显。肿瘤体积一般不大，生长缓慢，一般不超过 3 cm 大小。恶性肿瘤多发生于 20～40 岁性功能活跃时期，多数为单侧性病变，早期肿块表面光滑，但生长迅速，发现时往往已浸润整个附睾，故原发部位常难以辨认。晚期表面不光滑可呈结节状界限不清，质硬，往往侵及周围组织，可与阴囊粘连，甚至破溃，阴囊皮肤可呈暗红色，表面常有血管迂曲。有时睾丸甚至完全被肿瘤取代，质地坚硬，正常的弹性消失。若为隐睾肿瘤，则肿块多位于腹部、腹股沟等处，而同侧阴囊是空虚，部分患者同时伴有鞘膜积液。部分患者因睾丸肿大引起下坠感而就诊。

附睾肿瘤如何诊断

附睾肿瘤通过病史采集、体格检查及辅助检查，并不难诊断，多可通过以下几点来判断：

(1) 无痛性睾丸进行性增大，可引起阴囊坠胀疼痛。

(2) 体格检查附睾肿块多发生于附睾尾部，透光试验阴性，掂量时有沉重感，良性肿瘤表面光滑，界限清楚，呈球形或卵圆形，较小，有弹性感。恶性肿瘤表面不光滑，结节状，界限不清，质地硬韧。隐睾恶变时，可在下腹部或腹股沟区出现肿块。

(3) 辅助检查：一般胚胎癌 AFP 增高，绒毛膜癌 HCG 增高。90%的非精原细胞瘤有 AFP 和 HCG 一项或同时增高，5%～10%的纯精原细胞瘤仅有 HCG 一项增高。B 型超声检查可显示睾丸上端或下端有与睾丸分界明显的回声区，有的边界整齐，中等回声，分布均匀。有的出现低回声区，有的界限不清，不均匀回声。CT 或 MRI 检查：有助于发现淋巴结和其他脏器的转移。放射性核素或 X 线淋巴管造影：对了解淋巴系统的转移很重要。放射性核素骨扫描和胸部 X 检查对骨、肺转移情况可了解。

(4) 附睾肿块病理组织学检查见到肿瘤细胞为诊断的《金标准》。

附睾肿瘤的治疗方法有哪些

治疗原则：临床确诊为附睾肿瘤后，均应首先考虑手术治疗。附睾良性肿瘤可作单纯肿瘤切除或患侧附睾或睾丸切除术。如怀疑为恶性肿瘤，术中可做组织冰冻切片检查，一旦确诊为恶性肿瘤，则应行精索高位切断的睾丸附睾切除术。对于恶性肿瘤，还应区别肿瘤是生殖细胞瘤还是非生殖细胞瘤，是精原细胞瘤还是非精原细胞瘤。

一般精原细胞瘤以手术配合放射治疗为主；非精原细胞瘤以手术配合化疗为主。后者常要求在根治性睾丸切除术后，立即加行腹膜后淋巴结清扫术，这样能够取得更为准确的分期。不同的肿瘤分期应采取不同的治疗方案，以防止远处播散，有主张根据不同病理

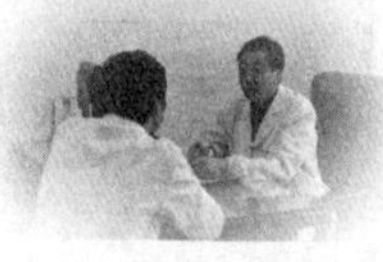

类型，术后辅以放疗或化疗，对提高存活率或可有益。

附睾肿瘤治疗具体方法分述如下：

(1) 良性附睾肿瘤如纤维瘤、脂肪瘤、肌瘤等可单纯行肿瘤切除术或睾丸切除术，术后定期随访，无须放化疗。

(2) 精原细胞瘤在施行睾丸切除术后，随即行区域淋巴结放疗。

(3) 胚胎癌、畸胎瘤、畸胎癌、绒毛膜上皮癌和各种非生殖性肿瘤，主要行手术治疗，要求在内环水平将精索连同睾丸一并切除后，随即作腹膜后淋巴结清扫术，若有淋巴结转移可辅以化疗、放疗或免疫治疗

(4) 无论精原细胞瘤进行手术或放射治疗后，或者各种非精原细胞肿瘤施行手术治疗后，都可辅以化学治疗。

(5) 免疫疗法又叫免疫刺激，目的是提高机体的免疫能力用以对抗肿瘤细胞，目前应用于附睾肿瘤免疫治疗的方法不多，其中，非特异性免疫疗法中的卡介苗，小棒状杆菌等免疫制剂也有应用的报告，近期疗效尚好，远期效果并不理想。

附睾精液囊肿

什么是精液囊肿，精液囊肿的发病原因有哪些

附睾精液囊肿又称精液囊肿，为附睾内精液潴留无法排出引起，发病年龄多为 20～40 岁。附睾精液囊肿是囊性的，无痛或轻微疼痛、有时伴有下坠感的阴囊肿块，内含精子和液体。

精液囊肿的发病原因尚不十分明了，可能与性欲刺激、睾丸附睾的慢性感染或输送精子的管道部分梗阻有关。但临床实践证明，输精管结扎后患者并不出现精液囊肿，可见梗阻并不是精液囊肿的唯一诱因。它的出现还可能与局部损伤或性传播疾病感染有关。还有的人提出附睾头部的精曲小管屈曲、转向或形成憩室，随着时间的推移和精子的不断堆积，憩室小管不断增大，于是形成精液囊肿。当附睾因炎症或创伤而阻塞或形成瘢痕时，也能发生精液囊肿。

如何诊断精液囊肿

诊断精液囊肿如下。

(1) 一般无症状，当肿块增大时可有阴囊部不适或下坠感。附睾囊肿由小变大，当囊肿增长到 0.5～2 cm 直径大小，患者可在无意间发现局部结节，痛或无痛。

(2) 查体附睾部触及圆形肿物，质软，境界清，有波动感，挤压不缩小。

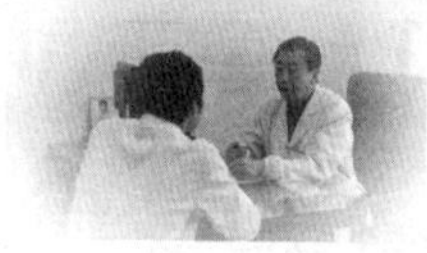

(3) B超检查可在附睾部发现单个或多个类圆形的液性暗区，壁薄、光滑，后方回声增强，多发性囊肿可呈“蜂窝状”表现，偶尔相互融合出现较大体积的囊肿，彩色多普勒血流显像(CDFI)检查提示液性暗区内无血流信号。

(4) 穿刺抽液抽出囊肿穿刺液为乳白色，不透明，镜检见有不活动精子、脂肪小体等。在室温下放置短时间后，液体中原先不活动精子可变得活动起来。

精液囊肿有哪些危害

小的附睾囊肿并没有什么大的危害，患者不必担心，放松心情，正常工作和生活就可以。不要有心理负担。如果它的体积相当大，男子在性交过程中会出现睾丸和阴囊的疼痛，进而导致继发性性功能障碍。这就需要由医生进行充分的解释，以解除患者的种种畏惧。当精液囊肿体积庞大时，可以改变外生殖器的外表形象，也可以成为焦虑的原因之一而导致阳痿。如果囊肿体积过大并压迫睾丸的血液供应时，可以导致睾丸的萎缩和不育症，附睾囊肿严重时甚至可能导致死精，无精，丧失生育能力，并且将炎性病菌传染给配偶，造成妇科疾病。对于附睾囊肿引起并发症的患者，就应该到泌尿外科进行治疗，否则会严重影响患者正常的工作和生活。

精液囊肿的治疗方法有哪些

治疗方法精液囊肿的治疗并不困难。如果体积不大，是自己或体检时偶然发现的，平时没有症状，则无须治疗，只要向患者进行详细地解说和教育，解除思想顾虑即可。如果精液囊肿太大引起患者不适或成为焦虑的根源时，就应予以手术切除。过去采取的单纯抽液并注入硬化剂使囊肿缩小的措施并不可靠，常可复发或造成感染，给将来的手术带来困难，多主张手术切除。

由于手术很小，患者不会有很大痛苦。一个很小的阴囊切口足以分离和切除囊肿，手术效果往往很好。手术时医生将仔细把囊肿与睾丸和附睾分离开，然后完整地把它切除。尽量避免压迫和破坏睾丸的血液供应或破坏附睾与输精管的连贯性。精液囊肿手术切除带来的并发症很轻微，也很少见，包括感染、出血、阴囊血肿，如严重损伤附睾可引发不育症，如果睾丸的血液供应受到影响，可以出现睾丸萎缩。

附睾精子肉芽肿

什么是附睾精子肉芽肿，精子肉芽肿的病理生理有哪些

精子肉芽肿是指输送精子的管道，当睾丸、附睾及输精管受到外伤、手术、炎症及性活动的刺激，内腔的表层细胞及基膜被破坏，使管腔内的精子误入“歧途”，钻进管壁的深层，引起非细菌性的炎症，继而形成瘢痕，致使输精管道阻塞而逐渐形成的小肿物。

肉眼观，常在附睾的上极见一灰白色或灰黄色结节，直径一般在 0.5～3 cm。切面可见结节内含黄色或棕黄色物质。镜下，病变主要发生在附睾间质，早期主要为中性粒细胞和巨噬细胞浸润，中央为溢出或退化的精子；晚期病灶为结核样肉芽肿，由类上皮细胞、淋巴细胞和组织细胞组成，可见多核巨细胞，肉芽肿中央为退化的精子及细胞碎片，周围纤维母细胞增生，最后肉芽肿可能为纤维组织代替，形成玻璃样变的纤维性结节。

附睾精子肉芽肿的诊断和治疗措施有哪些

疾病的诊断包括：

(1) 患者出现微痛或无痛的附睾或精索较硬肿块，直径 0.3～3 cm 不等，平均 0.9 cm，结节与周围无粘连。输精管精子性肉节肿引起输精管梗阻，可导致精液潴留，常在输精管上形成多个硬结。患者平时会觉得阴囊里隐隐作痛，射精时因精液排出受阻会

感到疼痛加重。如果此病拖得时间较长，睾丸、附睾和输精管会因精液大量淤积而有所肿大，用手触摸可有痛感。

(2) B 超检查可见结节为较为均匀的低回声，正常附睾可见少量点状血流发布。

(3) 由于临床无典型突出特点，通常需靠组织学检查才能确诊。

该病一般主张手术治疗为宜，手术方式为肿块切除或整个附睾切除。但手术前需慎重考虑患者年龄、婚姻、生育情况。

精索疾病

精索静脉曲张是怎么一回事

睾丸的静脉回流主要依靠蔓状静脉丛，它与睾丸动脉及输精管伴行。它在腹股沟区汇合成精索静脉(又称为精索内静脉)。精索静脉曲张指精索静脉血液回流受阻，使蔓状静脉丛异常迂曲、延长、扩张，是青壮年常见病，绝大多数见于 18～30 岁。一般认为精索静脉曲张在正常男性人群中发病率约 10%～23%，而在男性不育患者中为 21%～41%。约 80%～90%的精索静脉曲张发生在左侧，双侧者约占 10%～20%，单纯右侧发病仅占 2%。

什么原因造成精索静脉曲张

精索静脉走行较长，如遇静脉瓣发育不良、受损或闭锁不全及静脉壁的平滑肌或弹力纤维薄弱等原因，易造成其内压增加，静脉回流受阻而发生精索静脉曲张。其主要因素有以下。

(1) 解剖因素：临床上精索静脉曲张大多发生在左侧，一般认为这主要是由于其解剖特点造成的。左侧精索静脉比右侧长 8～10 cm；右侧精索静脉直接以锐角注入下腔静脉，而左侧精索静脉以直角进左肾静脉，经较长的左肾静脉后再注入下腔静脉，使本来较长的左精索静脉行经更长；人类直立性体位使成直角注入下腔静脉的左精索静脉回流阻力较大，易反流；左肾静脉位于腹主动脉与肠系膜上动脉之间，当站立或结缔组织松弛时肠系膜上动脉便可下垂，使左肾静脉受到挤压，形成钳夹现象。此外，左精索静脉常受到其前方的胀满的乙状结肠的压迫。

(2) 瓣膜因素：静脉瓣膜有防止血液回流的作用，当精索静脉瓣膜缺如或功能不良均可导致血液回流。以上因各种解剖因素和发育不良所导致的精索静脉曲张称为原发性精索静脉曲张，通常应考虑为多种因素的结果。腹腔内或腹膜后的肿瘤，肾积水或异位血管压迫上行的精索静脉也可引起血液回流不畅，可导致精索静脉曲张。尤其是在肾肿瘤，除了肿瘤本身直接的机械压迫外，由肿瘤转移引起的肾静脉或下腔静脉内的癌栓，也可使精索静脉回流进一步受阻，导致单侧或双侧精索静脉曲张，称为继发性精索静脉曲张。

精索静脉曲张有哪些症状

精索静脉曲张的多数患者无明显自觉症状，而于体检时偶然发现。部分患者可有阴囊部酸胀及坠痛感，行走或长时间站立后加重，平卧休息时缓解或消失。精索静脉曲张程度与症状的轻重可以不一致。原发性精索静脉曲张可有男性不育史，继发性精索静脉曲张可有腹膜后肿瘤如肾肿瘤、肾上腺肿瘤及肾积水等原发病史。

站立位时，阴囊松弛下垂，患侧阴囊内可见或触及蚯蚓状曲张的静脉团块。卧位或托起阴囊时，扩张的静脉团减小或消失，立位时再度充盈。继发性精索静脉曲张于立卧位或休息时静脉团并不缩小，有时可触及肿大的肾脏。

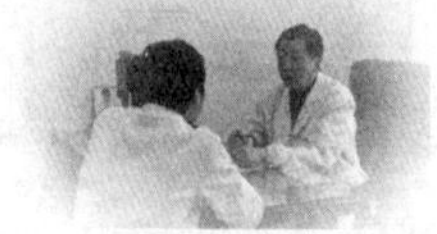

精索静脉曲张如何诊断

(1) 症状：根据患者的主诉的症状和体征，对于较严重的精索静脉曲张临床较容易做诊断。对于症状较轻或无自觉症状，有时应用试验也可做出诊断。

(2) 体检：嘱患者采取站立位，深吸气后用力屏气做呼气动作使腹压增加，阻止精索静脉血液回流，若出现可触及的精索静脉曲张则为阳性。

(3) 超声检查：超声检查在诊断精索静脉曲张时的作用有：①确认存在静脉血的反流；②帮助发现体检未能检查而又怀疑的精索静脉曲张。

精索静脉曲张需要与哪些疾病进行鉴别

精索静脉曲张须与丝虫所致的淋巴管扩张、精索炎症、输精管及附睾结核等疾病相鉴别。

1. 丝虫性精索淋巴管扩张

有反复发作的丝虫性精索炎病史，阴囊部坠胀不适，活动后加剧，阴囊肿胀，精索增粗、迂曲、扩张。精索下部有较细小的索团状肿块，活动及立位时 明显，休息及平卧位后减轻或消失，入睡后外周血液中可检测到微丝蚴。

2. 急性精索炎

急性精索炎可引起不同程度的局部疼痛，放射至下腹及腰部；体检可见精索肿胀、变硬、弥漫性增粗、肥厚，可触及结节，结节与输精管无关联，多位于精索下端及附睾尾部，可有轻度发热。

3. 输精管附睾结核

输精管附睾结核多表现为阴囊内肿物，阴囊、股内侧及会阴肿胀不适，输精管呈串珠样增粗、硬化改变，附睾尾部有不规则肿大，变硬，严重者可有前列腺结核或结核性皮肤窦道形成。一部分患者有泌尿系结核甚至肺结核的临床表现。

精索静脉曲张有何危害

首先是造成精子质量下降导致男性不育症。精索静脉曲张是男性不育的第一重要原因，男性不育患者中约 1/4 是由精索静脉曲张所导致的。

其次是曲张的血管和淤积的血液导致阴囊坠胀不适。精索静脉曲张明显的青年，常常会感到阴囊有下坠不适感及隐痛，尤其是在站立和行走时症状加重，卧床休息后可缓解。

当然，并非所有患有精索静脉曲张的人都不能生育，关键是要看对睾丸的损害程度。有的人静脉曲张很严重，但照常能生育；而有的人静脉曲张看起来很轻，却可能影响生育。

精索静脉曲张是如何引起不育的呢

精索静脉曲张引起不育的原因目前尚无定论，表面上看是阴囊温度升高、静脉血流郁滞、营养障碍。随着在超微结构和分子生物水平研究发现可能的机制有以下。

(1) 睾丸微循环障碍：由于精索静脉内血流郁滞，脊髓交感神经反射使睾丸小动脉、微动脉收缩，也可直接刺激微动脉及毛细血管前括约肌收缩，导致血流阻力增大，影响睾丸血供，最后引起组

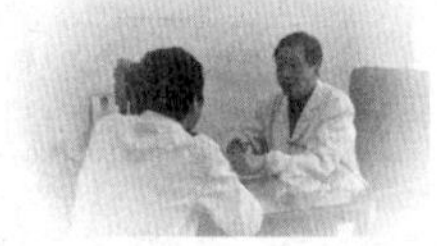

织内部氧分压降低代谢障碍。

(2) 血管活性物质的毒性作用：精索静脉曲张时，肾静脉的血液通过精索内静脉逆流至睾丸，于是肾静脉中含有的来自肾脏和肾上腺的激素物质，例如 5-羟色胺和肾脏分泌的前列腺素都会随精索静脉血逆流至睾丸，进而抑制睾丸生精功能。

(3) 氧自由基损伤：精索静脉曲张引发睾丸局部缺氧、代谢性酸中毒、无氧酵解增强，ATP 被分解，产生能损伤细胞的活性氧族，诱发生精细胞凋亡。

此外，还有免疫因素、细胞凋亡、染色体损伤等。男性不育很可能是多种因素共同作用的结果，各种因素间相辅相成、相互联系，联合作用于机体，最终导致精子形态异常及功能障碍。

精索静脉曲张怎么治疗

轻度精索静脉曲张无症状或症状轻微，可试行保守治疗，如阴囊托带(可用紧身内裤替代)、局部冷敷、避免劳累和久站、有规律的性生活减少盆腔及会阴部充血，促进静脉回流。也可采取口服七叶皂苷钠(迈之灵)药物治疗，据研究表明长期服用七叶皂苷钠可以显著改善精索静脉曲张患者的相关临床症状，并可使轻中度扩张的精索内静脉管径缩小，目前推荐用法为：150 mg，一日 2 次，4～6 周为 1 个疗程。通过以上方法部分患者症状可有不同程度的缓解。症状较重已影响日常生活或经保守治疗效果不佳的患者，可考虑行手术治疗。对于精索静脉曲张伴有不育的患者，应推荐手术治疗，以去除这一不育因素，提高睾丸生精功能、改善精子的质与量，并预防和治疗睾丸萎缩。

精索静脉曲张什么情况下需要手术治疗

精索静脉曲张不是一经诊断就需要手术治疗，通常只在两种情况下需要手术：

(1) 出现不育，且精液分析检查发现精子质量下降并排除其他原因引起的精子质量降低。

(2) 出现腹股沟精索走行区疼痛，并且疼痛是由于曲张的精索静脉导致的。在上述两种情况下才考虑手术治疗。

精索静脉曲张有哪些微创手术方法

腹腔镜精索静脉高位结扎术属于微创手术，切口小。由于结扎平面在内环口以上，所以具有精索内静脉结扎完全、不易漏扎、复发率较低及效果确切的优势。而且在手术时间上较显微镜手术要短一些。但是腹腔镜手术费用相对高，而且一般需要在全麻下进行。

显微镜下精索静脉结扎术具有以下优势：

(1) 术中能清楚识别及有效保护睾丸动脉。

(2) 术中能清楚识别及防止漏扎所有精索内静脉、曲张的输精管静脉及提睾肌静脉。

(3) 术中能清楚识别及有效保护精索淋巴管，避免鞘膜积液。

(4) 具有损伤小、麻醉简单、切口小、位置低、术后不影响美观，治疗费用相对较低，术后恢复快等优点。与开放手术和腹腔镜手术相比，手术时间较长是显微外科手术的最大缺点。

精索静脉曲张手术治疗对精液质量的改善效果如何

总体上讲，在术后 1～2 年内，患者精液常规检查的改善率可

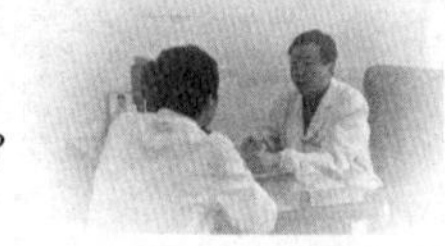

以达到50%～70%，手术后约有50%～80%的精液质量会有所改进。能使妻子自然怀孕的占30%～40%。也有患者术后疗效不明显，这是指手术治疗后精索静脉曲张持续存在或复发，其发生率一般10%。也有部分患者存在影响精液质量的其他原因存在，虽然术后精索静脉曲张的症状消失、超声检查精索静脉无扩张反流，但是精液分析仍然提示质量无好转，需要及时到医院查治。

精索损伤

什么是精索损伤，精索损伤的分类和特点有哪些

精索损伤即外伤或手术损伤精索而引起睾丸萎缩、缺血性睾丸炎，甚至睾丸坏死，分为开放性精索损伤和闭合性精索损伤，前者多见于手术损伤，后者多见于外伤。精索始于腹股沟管内环处，经腹股沟管及皮下环，进入阴囊后终于睾丸后缘，精索的内容物包括睾丸动脉、输精管动脉、输精管静脉、蔓状静脉丛、精索内静脉、生殖股神经生殖支和睾丸丛、输精管和淋巴管，因精索位置隐蔽，且位于皮下环至睾丸后缘段活动度大，极少发生闭合性损伤。开放性精索损伤多见于腹股沟疝修补手术中损伤精索动静脉；闭合性精索损伤多为一般外力伤及精索，仅表现为精索增粗，局部压痛，阴囊内无明显积血或阴囊血肿不大，多为输精管挫伤、精索被膜血肿、蔓状静脉丛挫伤，对此应采取局部加压包扎、镇痛、止血、预防感染等措施；暴力撞及所致的闭合性精索损伤，表现为急性精索血肿和同侧阴囊血肿，也可有血肿仅局限于精索，血肿来源于精索静脉损伤或睾丸动脉或者两者兼有损伤，此类情况和开放性精索损伤均需手术探查止血。术中若发现精索静脉特别是原已曲张的精索静脉损伤，可结扎此损伤静脉止血，若为睾丸动脉损伤，应尽可能行动脉修复手术。

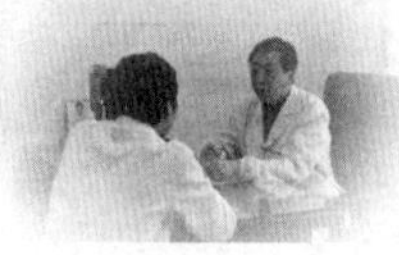

精索肿瘤如何分类

精索肿瘤临床上比较少见，可分成良性和恶性两类，病因不明。

(1) 良性肿瘤占 70%，良性肿瘤中以脂肪瘤最常见，发病年龄多在 30～60 岁之间，肿瘤可呈球形、卵圆形或分叶状，位于腹股沟或阴囊内，重者可达数千克。纤维瘤在良性肿瘤中也较为多见，其他良性肿瘤包括黏液瘤、平滑肌瘤、神经纤维瘤和血管瘤等。

(2) 恶性肿瘤约占 30%。恶性肿瘤中多为横纹肌肉瘤，常见于儿童，5 岁和 16 岁是两个发病高峰，也可在其他年龄发病。精索横纹肌肉瘤不仅发生于提睾肌，也可来源于附睾、睾丸鞘膜及阴囊肉膜。病理和其他部位的横纹肌肉瘤相同。肿瘤可局部侵犯或经淋巴或血性转移。血行转移多发生在肺部，局部可浸润到阴囊，使腹股沟淋巴结受累，淋巴转移至腹膜后淋巴结。如肿瘤已侵及内环附近或阴囊，或过去有阴囊、腹股沟手术者，则可同时转移至髂窝及腹股沟淋巴结。恶性精索肿瘤临床分 4 期：Ⅰ期肿瘤局限于精索或局部浸润，但可完全切除；Ⅱ期肿瘤切除后显微镜下有残留或有可切除的局部淋巴结转移；Ⅲ期有肉眼残留肿瘤；Ⅳ期有远处转移。

精索肿瘤如何进行诊断和鉴别诊断

精索肿瘤诊断和鉴别诊断：

(1) 良性精索肿瘤表现为腹股沟区和阴囊内无痛性肿块，生长缓慢，无全身症状。恶性者同样以无痛性肿块为常见表现，但生长较快，有时肿块静止多年而突然增大。

(2) 查体示阴囊部或腹股沟区可触及质硬、无压痛或有轻压痛肿块，表面可光滑或呈结节状，透光实验阴性。

(3) B超检查可探及实质性、非匀质性(少数呈均质性)、强回声或低回声(少数呈等回声)肿块。B超检查对明确肿瘤的大小、形态、与睾丸附睾的位置关系及血流状况等有积极意义。

(4) X线、CT等影像学检查可应用于评估肺、骨骼、腹腔脏器、淋巴结是否有转移灶。

(5) 各项实验室检查对诊断缺乏特异性，但对发现或排除其他系统、器官肿瘤有帮助。针刺细胞学检查临床罕用。

位于腹股沟管内的精索肿瘤，尤其是脂肪瘤，需与腹股沟疝仔细鉴别。此外，尚需和鞘膜积液、结核、丝虫感染、性病肉芽肿等鉴别。透光试验对囊性和实质性肿瘤的鉴别有帮助。阴囊内精液囊肿和精索鞘膜积液为常见病。精液囊肿为阴囊内囊性疾病，多发生于中青年人，一般肿物小且圆，多单发，但也有呈串珠状的。精索鞘膜积液多呈椭圆形。上述两种疾病透光试验均为阳性，而且B超检查在肿块部位也均为透声区。而精索肿瘤透光试验为阴性，B超检查见多为实质性肿块。

精索肿瘤有哪些治疗方法

精索肿瘤中大部分为良性肿瘤，只需行肿瘤切除术，但有复发可能。如术中怀疑是恶性肿瘤时应做冰冻切片，如为恶性肿瘤需行患侧根治性睾丸切除术，已累及阴囊者应行病变部位整块切除。术后再根据病理不同类型可选择腹膜后淋巴结清除术、化疗或放疗等综合疗法以提高疗效。

精索恶性肿瘤极易局部复发，肿瘤过大、腹股沟的侵犯、切除范围过小或切缘阳性、仅行局部病灶切除等都是复发的高危因素。

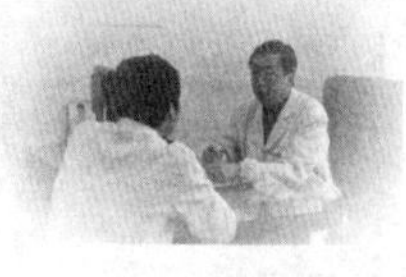

对肿瘤范围大或与周围组织粘连者行腹股沟管内容物和(或)半阴囊切除对预防复发有效；对于已有的局部复发病灶，也应扩大手术范围，并配合放疗和化疗，延缓再发。术后是否行腹膜后淋巴结清扫术，目前意见尚不一致。目前多主张对高度恶性的精索肿瘤如横纹肌肉瘤、粘液肉瘤、间皮肉瘤、恶性间叶瘤等，无血行转移时应行双侧腹膜后淋巴结清扫术，必要时可包括髂窝、腹股沟淋巴结。而对精索脂肪内瘤、平滑肌肉瘤、纤维肉瘤等恶性程度较低者，有人认为这些肿瘤少数发生淋巴或血行转移，单纯手术切除效果良好，实施根治性精索、睾丸切除术和半阴囊切除即可。放疗适用于不能切除的肿瘤，有时可使原来不能切除的肿瘤获得手术机会，也对局部复发、盆腔淋巴结转移有良好的效果，多数学者主张配合手术治疗。术后放射治疗针对残留的微小亚临床病灶能起到抑制作用。现在有腹股沟淋巴通道灌注化疗药物来预防淋巴转移的报道，但远期疗效有待观察。生物治疗是现代肿瘤治疗发展的新领域，一些生物反应调节剂和基因治疗试剂已进入临床，初步的实验和临床观察显示具有良好的应用前景，但远期疗效有待进一步研究。

男性不育症

男性不育症的发病情况

过去，人们常把不育的责任归咎于女性，“不孝有三、无后为大”，而没有认识到男性在生殖过程中的重要性。实际上，男性不育症绝非少见，男性因素导致不育的夫妇接近一半。

不育的发病率在不同时期变化较大，并存在相当大的地区差异。目前，随着生活节奏加快、竞争加剧，以及一些新兴产业中电波、辐射、新材料等带来的环境污染，使得男性生殖健康状况日趋恶化，男性的精液整体质量逐年下降。特别是在一些沿海发达地区，男性的生殖健康情况比生活节奏相对缓慢的内陆省份要严重 2～3 倍。如地处内地的重庆，男性不育症发生率约为 3%，而沿海部分地区已达到 11%，个别地区更高达 13%～14%。因此，对男性不育症应足够的重视，并积极诊治，才能提高配偶受孕的机会。

哪些因素会导致男性不育症

男性不育的原因复杂，且大多数病因不明。在我国通常把不育分为原发性不育和继发性不育。原发性男性不育是指一个男子从未使一个女子受孕，不管这个女子是其妻子、性伴侣或其他等等。继发性男性不育是指一个男子曾经使一个女子受孕，不管这个女子是否是他现在的配偶，也不管受孕的结果如何，而近 12 个月有不避

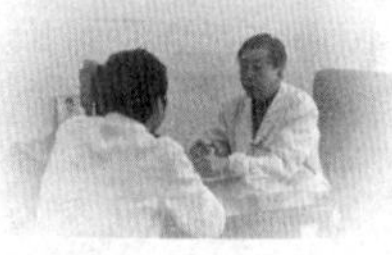

孕性交史而仍未受孕。总的来说，男性的继发性不育有较大的可能性恢复生育能力。因此，区分原发性不育与继发性不育是有临床实际意义的。造成男性不育的原因有以下九点。

1. 生殖器官发育异常

生殖器官发育异常包括阴茎发育异常：包括阴茎、睾丸、尿道的各种发育异常。

2. 遗传性疾病

遗传性疾病包括性染色体异常及常染色体畸变。

3. 内分泌疾病

内分泌疾病包括性腺功能低下疾病、垂体功能低下疾病、甲状腺和肾上腺疾病。

4. 免疫功能异常

免疫功能异常包括男性自身免疫反应及精子抗原与抗精子抗体。

5. 生殖器官感染

(1) 急性附睾睾丸炎：可造成睾丸萎缩、曲细精管透明样变及硬化，生殖细胞缺损可引起不育。

(2) 生殖器官结核：病变多由附睾尾部开始，逐渐向附睾头方向蔓延，可发生纤维化、干酪样坏死或溃破；附睾结核常与精囊和前列腺同时发生，最后常致输精管堵塞造成无精症。

(3) 急性精囊炎与前列腺炎：由于精囊及前列腺邻近下尿路及直肠，感染也可是这些部位的病灶通过淋巴管侵犯引起，精囊和前列腺感染后可造成精液液化不全，精液 pH 异常及产生免疫抗体，使精子凝集影响精子活力和精子数减少。

(4) 尿道炎：淋球菌尿道炎可影响精子活力，也可继发尿道周围腺体感染的尿道周围炎，最后导致尿道狭窄，然后可引起反复的泌尿生殖道感染，使输精道梗阻。

6. 输精管梗阻

输精管梗阻包括先天性输精管、精囊缺如；双侧附睾结核、淋球菌性附睾炎及血吸虫病造成的感染后狭窄导致输精管道闭塞。

7. 性功能障碍

性功能障碍包括勃起功能障碍、不射精和逆行射精。

8. 理化因素影响

理化因素影响包括环境污染、药物和酒精。

9. 精索静脉曲张

精索静脉曲张的病因主要是由于精索静脉血流淤积而引起。

如何诊断男性不育症

据世界卫生组织标准，夫妻婚后同居有正常性生活≥1 年，未采取避孕措施，由于男方原因造成女方不孕者称为男性不育症。对于男性不育评估的基本部分包括：病史、体格检查、至少两次精液检查和性激素检查。

1. 病史

(1) 性生活史：性生活的频率和周期，润滑剂的使用，性传播疾病等。

(2) 既往疾病：如流行性腮腺炎并发睾丸炎、前列腺炎、隐睾、糖尿病等。

(3) 外科手术史：如睾丸固定术、疝修补术等。

(4) 社会和职业因素：如吸烟、饮酒、接触各类放射性物质及重金属、慢性热暴露等

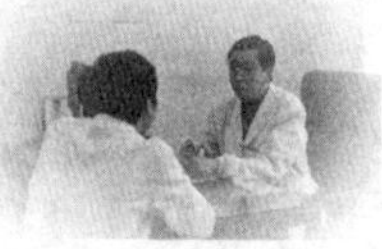

2. 体格检查

(1) 一般情况：体型、毛发分布、第二性征、手术瘢痕。

(2) 神经系统：视野、嗅觉、肛门括约肌张力、会阴部感觉。

(3) 生殖系统：阴茎、尿道外口、海绵体、前列腺、睾丸、附睾、输精管和精索静脉。

3. 精液检查

(1) 精液常规检查：了解精液的颜色、精液量、精液酸碱度、精子总数、精子密度、精子形态及精子的活力。

(2) 精液黏稠度测定：正常刚射出来的精液呈胶冻状，约 10 分钟后即液化变成稀薄的液体。当过于稠厚而不液化时，将影响精子的运动而导致不育。常见于有前列腺和精囊疾病者。

(3) 精子功能测定：包括精子运动功能测定、精子去透明带仓鼠卵穿透试验、精子-宫颈黏液相互作用、精子膜功能测定、精子核功能测定、精子线粒体功能测定、精子顶体反应和顶体酶活力测定。

(4) 精液生化测定：包括果糖、氨基酸及含氮化合物、蛋白质及酶等的测定。

4. 生育力的免疫学检查

主要包括抗精子抗体、抗子宫内膜抗体、抗磷酸抗体、抗透明带抗体、抗胰岛素抗体及抗弓形虫抗体。

5. 生育力的内分泌测定

生育力的内分泌测定包括静态试验和激发试验两大类。前者包括血睾酮(T)、卵泡刺激素素(FSH)、黄体生成素(LH)、泌乳素(PRL)等性激素测定。后者包括绒毛膜促性腺激素(HCG)刺激试验、促性腺激素释放激素(LHRH)刺激试验和氯米芬刺激试验等检查。

6. 生育力染色体检查

染色体的异常和有关基因的丢失、突变可引起无精症、少精症或性分化异常等，导致男性不育。所以染色体检查及相关基因的检测可帮助诊断男性生育力。

7. B超检查

通过 B 超排除睾丸发育不良的各种情况，还可以用于精索静脉曲张的检查。针对精液量少，怀疑远端输精管梗塞的患者也可以进行直肠 B 超检查。

8. 泌尿生殖道 X 线造影

当怀疑输精管梗阻所致的不育时，采用 X 线造影可发现梗阻的部位与病变。包括输精管、精囊造影和尿道造影。

9. 睾丸细胞学检查

睾丸细胞学检查主要是依靠睾丸活组织检查，获取睾丸组织，行病理切片观察，了解睾丸生精功能。有穿刺法和切开法两种。

男性不育症的治疗手段有哪些

男性不育是多病因、多因素性疾病，对治疗的反应存在明显的个体差异。采用药物或手术治疗等常规办法，可以使将近一半的患者获得后代。对于那些常规治疗无效的患者，可以采用辅助生殖技术解决生育。

1. 常规治疗方法

1) 健康宣教

向患者讲解基本的生育常识、指导性生活、把握女性排卵期进行性交，自我调整心态、放松心情，改善不良饮食习惯和生活方式

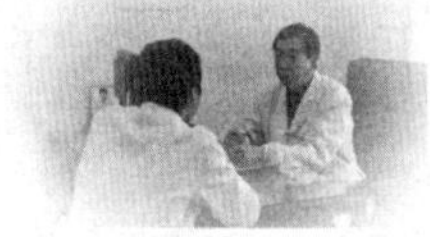

等均有助于配偶受孕。

(2) 药物治疗

常用药物有：

1) 抗雌激素：如枸橼酸氯米芬。

2) 促性腺激素及促进促性腺激素释放激素。

3) 芳香化酶抑制剂。

4) 抗氧化剂。

5) 其他药物。

循证医学的经验提示，单独使用药物的治疗效果不佳。合理选择药物组合的综合治疗，根据精子生成周期，疗程确定为 3 个月左右。1～2 个疗程可以使 60%～80%患者的精液质量有显著性改善。如果合理治疗超过 6 个月无效，需选择进一步的治疗措施。经验性治疗不应该超过 6～12 个月。

(3) 手术治疗

主要包括以下方法：

1) 解除和改善睾丸淤血、缺氧状况，恢复和提高睾丸生精功能，如精索静脉高位结扎手术、隐睾下降固定术、睾丸扭转复位术等。

2) 解除精道梗阻，恢复精道通畅，如输精管吻合术、附睾-输精管吻合、射精管切开等。

2. 辅助生殖技术

辅助生殖技术是指通过对卵细胞、精子、受精卵、胚胎的操作处理，最终达到治疗不育的系列技术，包括人工授精，体外授精-胚胎移植(俗称试管婴儿)及其派生技术(卵细胞浆内单精子注射)等。

怎样算是无精子症，产生无精症的原因有哪些

无精症，通俗的说就是精液中没有精子。医学上是指射出的精液经离心沉淀后，显微镜检查连续 3 次未发现精子者，而且每次进行精液检查的间隔时间不能短于 1 个月。无精症是男性不育中最严重、最难治愈的疾病之一，约占男性不育症患者的 15%～20%。

无精症可分为两大类。第一类是指各种不同的病因所致的睾丸生精小管精子发生障碍，包括下丘脑、垂体疾病所致的生精功能障碍，临床上常称非梗阻性无精症。第二类是指双侧生精管道梗阻导致精液或射精后的尿液中未见精子或生精细胞，又称阻塞性无精子症。

1. 非梗阻性无精症

导致该病的病因非常多，有无睾症、睾丸发育不良，或外伤、肿瘤、睾丸扭转、外科手术，或遗传学因素如克氏综合征。可由睾丸炎、药物、毒素、放射线、较热的环境、全身性疾病、睾丸肿瘤、精索静脉曲张或特发性病因所致。生精功能障碍最严重的病变是严重透明样变，即生精小管内没有细胞存在和直径变小。也可表现为生精成熟阻滞，特征是睾丸间质细胞和支持细胞、精原细胞和精母细胞均正常，但缺乏精子细胞和精子。非梗阻性无精症临床上主要表现为睾丸体积小，睾酮水平低下，血清卵泡刺激素水平明显增高，B 超等检查无明确梗阻因素等。

2. 梗阻性无精症

生殖道的梗阻可以是单侧的，也可以是双侧的，而且可以出现在生殖道的多个部位。单侧的管道梗阻并不会明显影响患者的生育能力，除非对侧的睾丸也有病变。但单侧生殖道梗阻是诱发抗精子

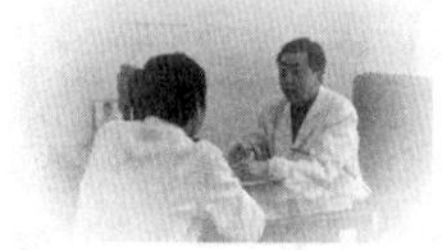

抗体生成的危险因素。生殖道的梗阻既可以是遗传性因素导致(如CBAVD),也可以是继发于生殖道的感染、狭窄及输精管的绝育术。梗阻性无精症根据梗阻部位可分为睾丸内梗阻、附睾梗阻、输精管梗阻、射精管梗阻和精道远端功能性梗阻。梗阻性无精症临床上大多表现睾丸体积正常，附睾饱满，性激素水平正常，输精管先天缺如者查体不能扪及输精管，射精管囊肿可行经直肠超声发现，而附睾或睾丸穿刺大部分能检出精子。

另外，无精症一定要与不射精症、逆行射精相区别。不射精症为性交后没有精液射出，逆行射精是精液进入膀胱内，而无精症是性交后有精液射出，但精液中没有精子。

无精子情况下还可能有自己的孩子吗

对于非梗阻性无精症，传统的治疗方法可通过药物改善睾丸局部血运及营养状况，改善睾丸的生精功能。最常用的药物有维生素E、施尔康、左旋肉碱及中成药如五子衍宗丸、生精胶囊等，但疗效大多不满意。目前治疗非梗阻性无精症新的突破就是显微外科取精术的应用，然后运用人工助孕技术即试管婴儿的方法使该类患者拥有自己的孩子。可能会给这些患者带来福音。具体方法：取睾丸部分组织在显微镜下可能会发现少量精子存在，保存精子。梗阻性无精症的治疗主要为手术或辅助生育技术。

什么饮食有助于生精子

精氨酸是构成精子的主要成分，并可提高精子活动的能力。富含精氨酸的食物有海参、鳝鱼、泥鳅、墨鱼及芝麻、怀山药、银杏、豆腐皮、冻豆腐、花生仁、葵花子、榛子等。如海参自古被视为补肾益精、壮阳疗痿之珍品。

精子中富含微量元素锌，锌对维持男性的生殖功能起着不可小觑作用。因为锌是精子代谢必需的物质，并能增强精子的活力，多食富含锌的食物，如牡蛎、虾、蛤、贝类、动物肝、坚果、牛乳、豆类、麸皮及莲子等是必要的。牡蛎肉中锌含量居众物之冠，有助于精子的核酸与蛋白质代谢，并能提高性能力。但是，每天锌的摄入绝不能过量，因为过量服用锌会影响人体内其他的微量元素。

钙对精子的运动、获能、维持透明质酸酶的活性及在受精过程中起着举足轻重的作用。若机体缺钙，会使精子运动迟缓，精子顶体蛋白酶的活性降低。所以男士也应注重多摄食些富含钙的食物，如牛奶、豆制品、排骨汤、紫菜、虾皮、海带、裙带菜、金针菜、香菇、芥菜、甜杏仁、葡萄干等。

(1) 水果方面应多吃含糖量高的水果，因为提高精子质量和活力与精囊中所含果糖的数量有关，如果精液中果糖含量低，容易引起死精症。建议多吃梨、苹果、葡萄、菠萝、甜橙等含糖量较高的水果。

(2) 多吃绿色蔬菜。绿色蔬菜中含有丰富的维生素 C、维生素 E、锌、硒等利于精子成长的成分。

人工授精

什么是人工授精

人工授精(artificial insemination，AI)是指通过非性交方法，以不同的方式和途径将精子送入女性生殖道内的不同部位，帮助精子顺利到达女性生殖道内，以增加该处精子的浓度，促使其与卵子结合，进而促成妊娠的一种治疗手段。

其中包括丈夫精液人工授精(AIH)、供者精液人工授精(AID)、配子输卵管内移植(GIFT)、合子输卵管内移植(ZIFT)、体外受精和胚胎移植(IVF/ET)等。20 世纪 50～60 年代以后，人工授精在临床上得到广泛应用。由于精子冷冻及储存技术的解决，精子库的建立，使得人工授精技术变得简单方便而安全。我国较具规模的人工授精技术开始于 20 世纪 80 年代。现在全国各地不少地区均建立了精子库，并开展人工授精治疗。

人工授精的类别有哪些

(1) 按照授精所用精液来源不同分为 3 类：

1) 丈夫精液人工授精(AIH)。

2) 供者精液人工授精(AID)。

3) 混精人工授精(artificial insemination with mixed semen)。我国卫生部于 2003 年颁发了新修订的《人类精子库基本标准和技术规范》再次强调了人类精子库不得提供2人或2人以上的混合精液。

(2) 按照精液保存方法不同分为2类：

1) 新鲜精液人工授精，是指精液离体后尽快进行处理并行人工授精。优点简单，成功率较高，缺点是有传染疾病的可能。仅限于丈夫精液人工收集。

2) 冷冻精液人工授精，是指精液离体后采用一种特殊的办法进行超低温冷保存(一般保存在-196 ℃液氮罐内)，当需要时将冷冻精液复温后行人工授精。成功率较低，需要较复杂的仪器设备。优点是安全。

(3) 按照授精部位不同又可分为以下几类：

1) 阴道内人工授精(IVI)。

2) 宫颈内人工授精(ICI)。

3) 宫腔内人工授精(IUI)。

4) 输卵管内人工授精(ITI)。

5) 腹腔内人工授精(DIPI)。

6) 卵泡内人工授精(DIFI)。

人工授精的适应证及禁忌证有哪此，哪些人适合做人工授精

1. 丈夫精液人工授精的适应证

(1) 男方：①正常性交时精子不能进入女性生殖道，如：性功能障碍、早泄、逆行射精、不射精、严重尿道下裂等；②精液检查有异常者，如少精子症(精子数＜2 000万/ml)可将精子浓缩冷存储，多次汇集后行人工授精；精子活力低下症(活动精子百分率＜40%)可做精子体外处理提高精子活力，收集质量好的精子做人工授精；

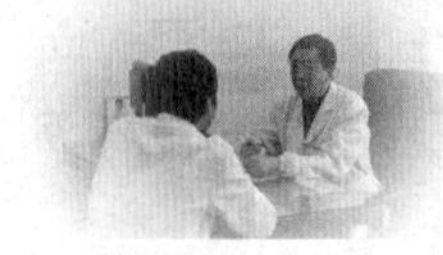

精液不液化，可以加入液化剂如 α-淀粉酶等使精液液化后做人工授精；③ 某些免疫性不育症；④ 男子生殖保险，20 世纪 70 年代，国外提出“生殖保险”的概念，其方法是将有过正常生育的男子的精子长期冻存在－196 ℃液氮中。临床可用于对某些男子疾病治疗之前，如双侧睾丸肿瘤切除之前，或应用有碍精子发生的药物、放疗等治疗之前，及战争前；收集精子冷存为日后生育提供保证。

(2) 女方：① 生殖解剖结构异常，如阴道或宫颈管狭窄；② 生殖道生理功能异常，如阴道痉挛、宫颈黏液过度黏稠或过少等；③生殖道炎症，如宫颈炎、阴道炎等；④ 精子-宫颈黏液不相容，黏液中抗精子抗体阳性。

2. 供者精液人工授精(AID)

非配偶间人工授精涉及因素较多，迄今为止，AID 的适应证尚无定论。一般认为男方完全丧失生育力，如无精子症或严重少精子症经治疗无效；某些不宜生育，如男方患遗传性疾病等；而女方生育力检查完全正常，可选择合适的供精者，进行 AID。人工授精前应严格办理有关手续，避免日后心理及法律方面的干扰和纠纷。AID 的指证可有以下几点：

(1) 优生目的：男方和(或)家族有不宜生育的严重遗传性疾病、近亲婚配、精神病、因病接受化疗和(或)放疗者

(2) 不可逆性男性不育：如无精症，死精症和严重少精症(精子密度＜500/ml 等严重精液异常)，经治疗后无改善。

(3) 夫妻间 ABO 血型和(或)RH 因子不合，女方为 RH 血型阴性，且已严重致敏，男方为 RH 血型阳性；或免疫不相容因素所致的不孕且经治疗无效；或母儿血型不合，无存活儿者。

(4) 男方绝育术后，需恢复生育力，输精管吻合术不成功，妻子健康有生育力者。

(5) 其他类别的不育症。例如，难以治愈之严重的精液不液化症、免疫性不孕症、以及不明原因尚不育症等。

3. 人工授精的禁忌证

国家卫生部 2001 年制订了具体的人工授精的禁忌症，共 6 点如下：

(1) 女方因输卵管因素造成精子和卵子结合障碍。

(2) 女方患有生殖泌尿系统急性感染或性传播疾病。

(3) 女方患有遗传病、严重躯体疾病、精神心理障碍。

(4) 有先天性缺陷婴儿出生史，并证实为女方因素所致。

(5) 女方接触致畸量的射线、毒品、药物并处以作用期。

(6) 女方具有酗酒、吸毒等不良嗜好。

人工授精技术的步骤有哪些

施行人工授精的主要步骤有：

(1) 通常采用手淫的方法收集精液，然后采用上游法、密度梯度法或玻璃纤维过滤法等技术，去除精浆和有害成分，分离出有活性的精子。

(2) 通过内分泌检测或 B 超监测，掌握卵巢中卵泡发育情况；或应用药物促使卵泡发育和排卵，以确定人工授精时间。

(3) 人工授精技术，一般根据授精的部位分为：①阴道内人工授精，将收集的精液注入阴道深部，注意不能将空气注入，以免空气栓塞。②宫颈内人工授精，用阴道扩张器暴露子宫颈，将精液注

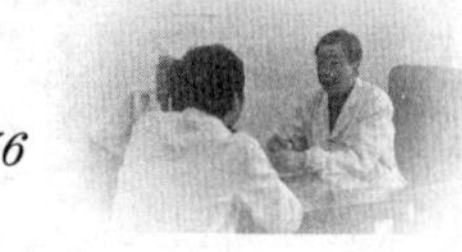

入宫颈管内。③宫腔内人工授精，将已经处理的精液注入子宫腔内，使精子不通过宫颈管。④输卵管内人工授精：将已经处理的精液直接注入输卵管内。⑤腹腔内人工授精：在 B 超引导下，将已经处理的精液注入子宫直肠窝腹腔液中。⑥卵泡内人工授精：在 B 超引导下，将已经处理的精液通过穿刺针注入卵泡内。

什么是试管婴儿

体外受精联合胚胎移植技术(IVF)：又称试管婴儿，就是采用人工方法让卵细胞和精子在体外受精，并进行早期胚胎发育，然后移植到母体子宫内发育而诞生的婴儿。“试管婴儿”是伴随体外授精技术的发展而来的，最初由英国产科医生帕特里克•斯特普托和生理学家罗伯特•爱德华兹合作研究成功的。

哪些人适合做试管婴儿？

(1) 严重输卵管疾病，如患盆腔炎导致输卵管堵塞、积水；或输卵管结核而子宫内膜正常；或异位妊娠术后输卵管堵塞。

(2) 子宫内膜异位症。

(3) 免疫性不孕症，男方精液或女方宫颈黏液内存在抗精子抗体者。

(4) 男性因素，即少精症、弱精症、畸精症。

(5) 原因不明性不孕症。

(6) 其他原因的不孕治疗无效者。

(7) 有遗传性疾病需要做移植前诊断者。

(8) 其他：如卵泡不破裂综合征等。

男性节育

什么是男性节育，男性节育的方法有哪些

男性节育是指由男性采取避孕和绝育措施而达到节制生育目的。男性节育主要是通过杀灭精子或阻止精子与卵子的会合，使妇女暂时不受孕。

男性节育的方法包括：

1. 避孕套

避孕套是目前使用较多的一种男用避孕工具，只要使用正确，避孕效果较好，可达 98%以上。它的作用原理是阻止精子进入阴道。但有些人怕影响性快感或使用不习惯，故不愿意使用。但使用避孕套可延长性交时间，对患早泄的男性或性感慢的女子是一种补救。此外，如夫妻一方患有性病、滴虫病、霉菌病或阿米巴感染，使用避孕套可避免互相感染。其不足之处是少数本人或者妻子对橡胶过敏外的男性不能使用。

2. 外用避孕药膜

外用避孕药膜内含非离子型表面活性剂烷苯聚醇醚，可杀灭精子，男女均可使用。使用方法准确，避孕效果可达 96%以上。使用时将药膜包贴在阴茎头上，然后推入阴道深部，等 5 分钟左右，待药膜溶解后方可性交。其使用方便，效果可靠，不影响性快感，但有少数妇女用后阴道会产生不适或烧灼感。

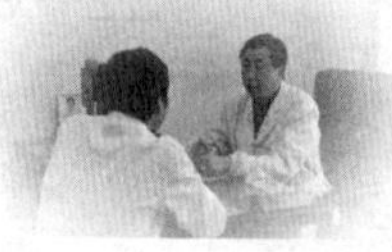

3. 体外射精避孕法

体外射精避孕法是指夫妻双方在进行性生活时，当男方快要进入性欲高潮即将射精的一瞬间中断性交，迅速抽出阴茎，将精液排在女方阴道外，以达到避孕的目的。此方法虽简便，但不可靠，失败率较高。而且会影响性高潮的出现，达不到性的满足，久而久之会出现神经衰弱及诱发性功能障碍。

4. 男性药物节育

(1) 抗精子发生药物：通过抑制精子的生成，降低精子的数量，达到少精子甚或无精子而不能受孕。棉酚是口服男性节育药的代表，也是唯一曾经用于临床的药物。

(2) 激素类男用避孕药：由于下丘脑-垂体-睾丸轴系在生精过程中起着重要的调控作用，因此可采用抑制垂体促性腺激素分泌的方法来抑制精子的生成。

男用甾体避孕药分为仅含雄激素的单方制剂和含雄激素和孕激素的复方制剂两类。单方制剂中，目前常用的是庚酸睾酮 200 mg，每周注射 1 次。复方制剂中，长效醋酸假孕酮(DMPA) 200 mg 配伍 200 mg 庚酸睾酮是目前研究较多的男用针剂。

(3) 其他：包括抑制素，促性腺激素释放激素，雷公藤总苷及精子生成基因等。

5. 输精管绝育术

输精管绝育术是男性节育的可靠方法，具有安全、简便、经济等优点。输精管绝育术通过手术或非手术途径，阻断精子输出通道，达到节育目的，它包括输精管切除术、输精管化学绝育术以及其他的输精管阻断技术。最常见的方法是输精管结扎术。

什么是输精管复通术

输精管结扎术是男性绝育方法之一。如果结扎者被批准可以再次生育子女，就需要行显微外科输精管复通术以恢复生育能力。

运用显微外科技术进行输精管吻合术，由于显微镜下视野清晰，黏膜对合良好，加之缝合技术的完善，吻合的成功率也有很大提高。

输精管复通术手术成功的评判标准：

(1) 以精液中精子的重现数量、活动力、形态、精液量等作为成功与否的标志。

(2) 以女方的受孕情况作为判断依据。通常在术后 1～2 个月内精子数目逐渐增加，3～6 个月新产生的精子重新重现，精液检查趋于正常。妊娠一般发生在吻合术后 8～12 个月，也有 2 个月就怀孕者。

男性节育的利与弊有哪些

虽然女性输卵管结扎术是简单而又好处很多的节育措施，但是与之相比，男性的输精管结扎术更为简单、方便、安全可靠。那些认为男性结扎会大伤元气，家庭不能没有“男子汉”支撑的偏见是错误的。目前，我国绝育手术之所以以女性为多，就是由于这种思想在作怪，并不是因为女性结扎比男性结扎好。因此，我们要树立科学的观点，提倡男性结扎。

首先，输精管结扎手术简单，它位于阴囊皮下，位置表浅，容易找到，误扎可能性小；再者，输精管旁边没有重要脏器、血管、神经，不易误伤。另外，切口小，不进入腹腔，无明显疼痛出血，

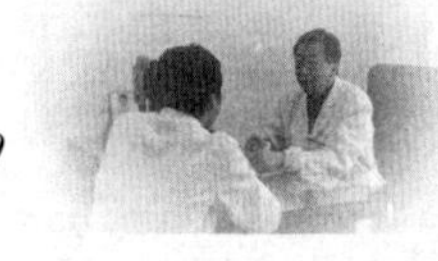

缝针少或无须缝针。术后休息 1 小时即可回家，2 天后可照常工作。

其次，输精管结扎后不留任何后遗症，不影响体力和性功能；同时，男性一般思想开朗，性格爽快，不多疑多虑，因此心理因素的影响比女性小。但是，就我国目前的国情来看，男性结扎必须在夫妇充分理解手术的原理和过程，完全自愿下进行为宜。否则，会造成较大的心理压力。